Dr. *(Univ. Beijing)* Li Wu

# Fatburner Pu-Erh-Tee

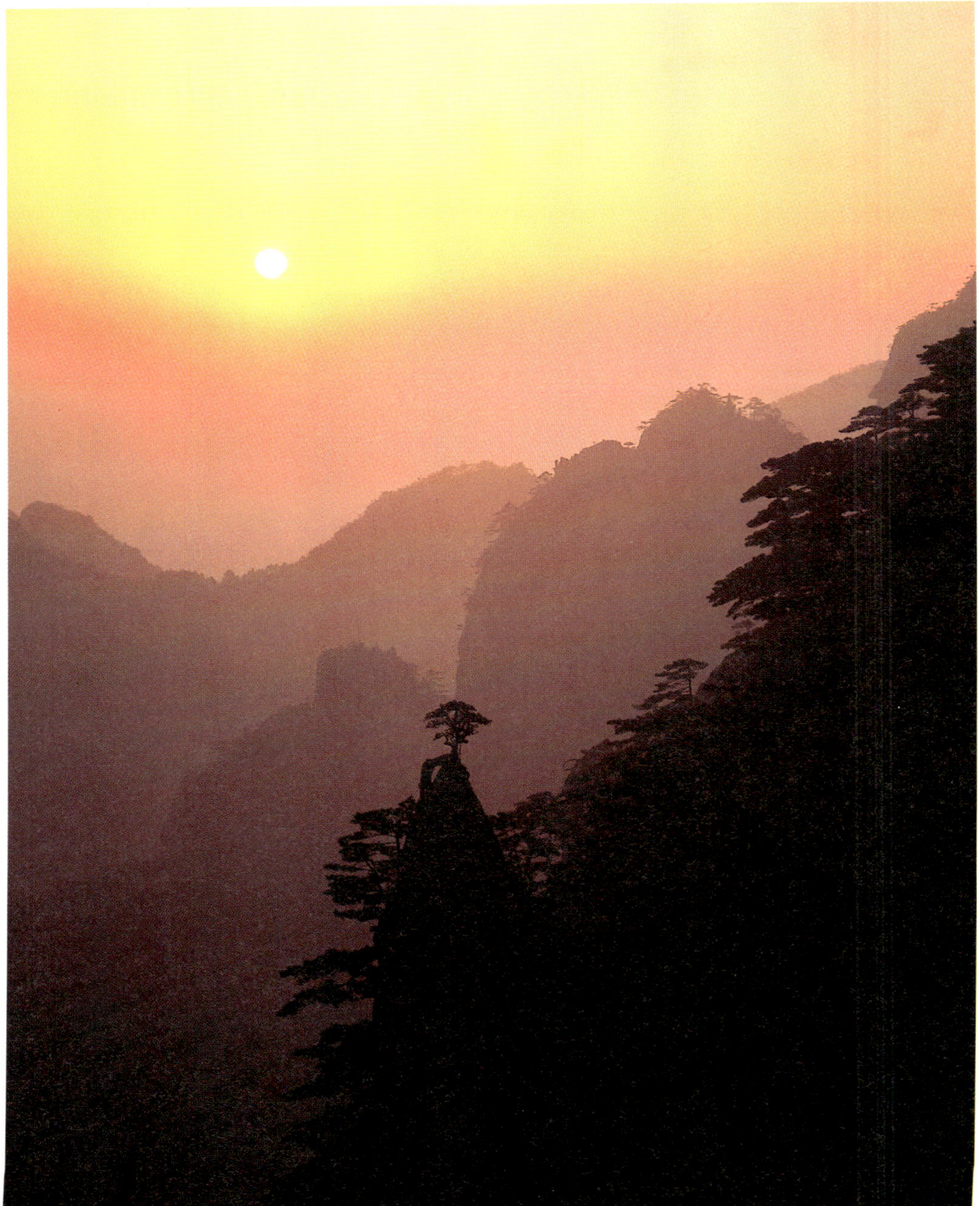

Dr. *(Univ. Beijing)* Li Wu

# Fatburner Pu-Erh-Tee

Cholesterin senken mit dem
König der chinesischen Tees

MIDENA

# Inhalt



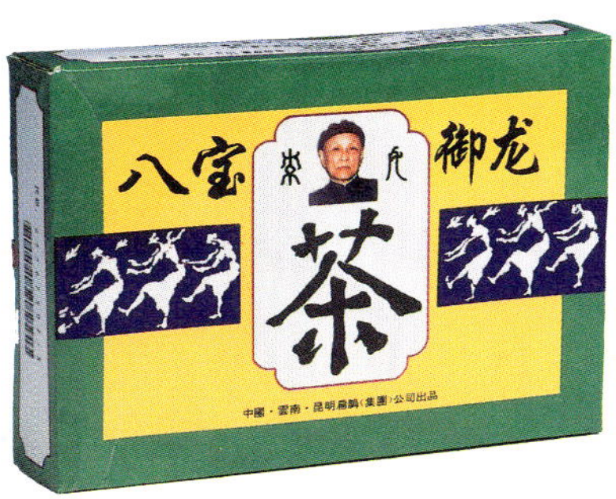


Beim Einkauf sollte man immer auf die gute Qualität des Tees achten.

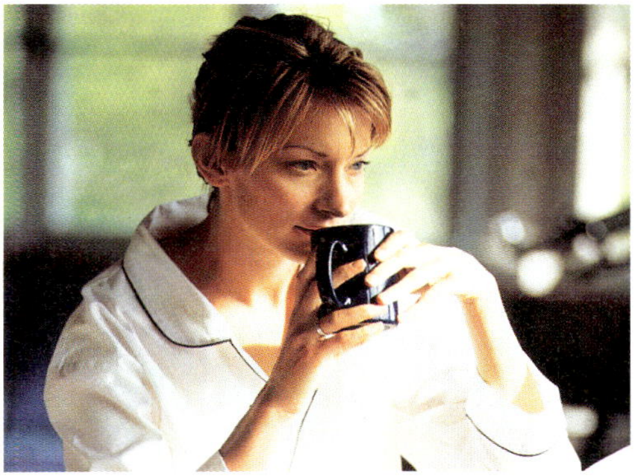

Der richtige Tee wirkt sich positiv auf Gesundheit und Schönheit aus.

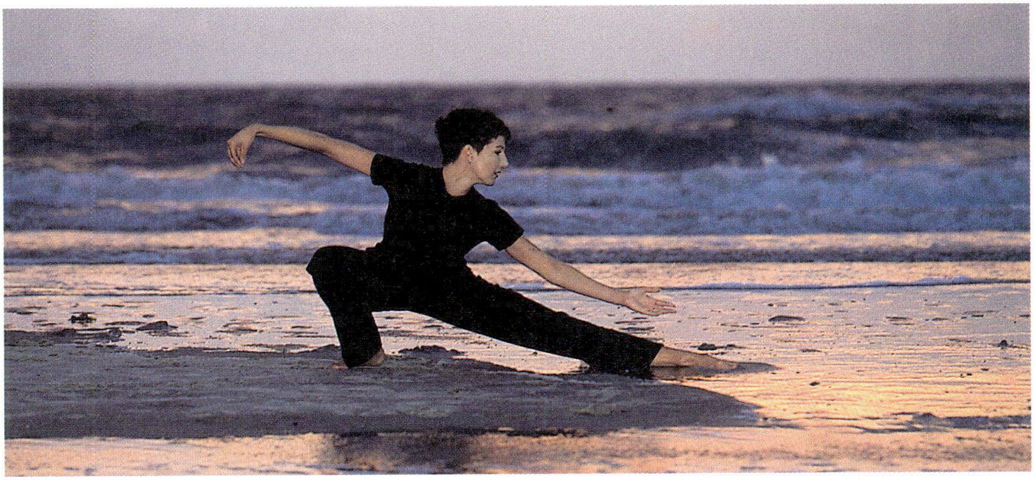

Gegen lästige und überflüssige Pfunde helfen regelmäßige Qi-Gong-Übungen, die gleichzeitig das Allgemeinbefinden deutlich verbessern.

# Vorwort

In Deutschland war Pu-Erh-Tee bis vor kurzem noch völlig unbekannt. Erst etwa seit Ende 1997, nachdem der chinesische Arzt und international anerkannte Immunsystem- und Krebsexperte Prof. Dr. Li Yongkang aus Wuhan (China) sein Buch »Heilen mit Chinatees« veröffentlicht hatte, sorgt Pu-Erh-Tee für Aufsehen. Die Medien überschlagen sich seither mit Berichten über die angeblich wundertätigen Heilwirkungen dieses in China seit langem bekannten und geschätzten Tees.

*Die meisten Menschen hier zu Lande haben noch nie etwas von Pu-Erh-Tee gehört. Kein Wunder, ist doch dieser chinesische Tee erst seit kurzer Zeit bei uns erhältlich.*

## Pu Erh – ein wenig bekannter Helfer und Heiler

So gibt es seit kurzem auch bei uns in Europa Pu-Erh-Tee zu kaufen, überall werden seine günstigen Auswirkungen auf den Organismus betont, und sogar Medikamenten ähnliche Kapseln, die Auszüge dieses Tees und andere Wirkstoffe enthalten sollen, werden angepriesen. Doch längst nicht alles, was vollmundig behauptet wird, entspricht den Tatsachen. In manchen Werbeblättchen, auf Internetseiten und in gewissen Zeitungsannoncen wird mitunter stark übertrieben, werden Nachrichten über vermeintliche »Wunderwirkungen« des Pu-Erh-Tees verbreitet – mit dem Ziel, die Absatzquoten minderwertiger Tees und unseriöser Produkte zu erhöhen, die, anders als der echte, hochwertige Pu-Erh-Tee, lange nicht die Heilkraft besitzen, für die sie gerühmt werden. Man kann vorab feststellen: Viele dieser Produkte schmücken sich lediglich mit dem Namen des Pu-Erh-Tees. Den Menschen, die sie kaufen, helfen sie in aller Regel nicht. Und dabei gibt es – neben der Gewichtsabnahme – viele gesundheitliche Verbesserungen, die mit echtem Pu-Erh-Tee zu erreichen sind. In Europa ist das Wissen darüber noch wenig verbreitet. Das soll sich mit diesem Buch ändern.

*Vorsicht vor unseriösen Händlern, die wahre Wunder durch Pu-Erh-Tee versprechen – meist wollen sie auf diese Art nur minderwertigen Tee verkaufen.*

## Der traditionelle Gesundmacher

Pu-Erh-Tee ist einer der wertvollsten Tees für die Gesundheit. In China ist er seit langem bekannt, und so wird er in der Traditionellen Chinesischen Medizin (TCM), die auch in Europa mittlerweile immer größere Verbreitung findet, zur Linderung von Beschwerden unterschiedlichster Art eingesetzt.

Wissenschaftler in China versuchen mit immer neuen Forschungsmethoden, die Geheimnisse der Wirkkraft des Pu-Erh-Tees zu enträtseln, doch die günstigen Eigenschaften des Tees lassen sich meist nur direkt in der Anwendung erkennen. Dennoch bestätigen manche wissenschaftliche Forschungen das breite Wirkungsspektrum des Pu-Erh-Tees, dessen Herkunft, Anwendungsgebiete und Verwendungsweisen in diesem Buch erläutert werden sollen.

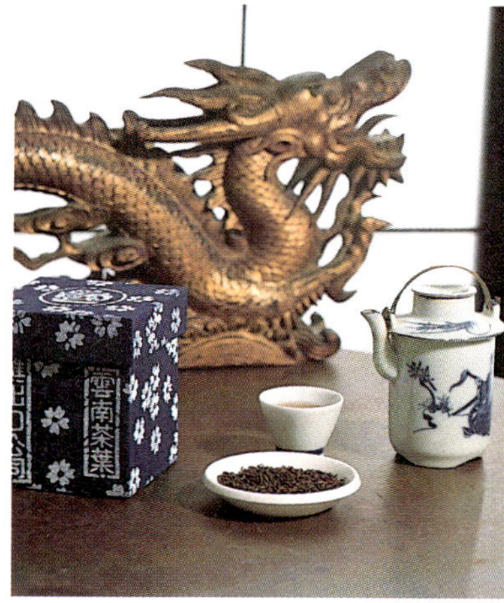

Die richtige und sorgfältige Zubereitung des Tees ist eine wichtige Voraussetzung für dessen Wirkungsspektrum.

## Ein außergewöhnlich wirksames Getränk

Je nach Qualität, Dosierung und Zubereitung entfaltet der Pu-Erh-Tee eine sanfte, langsam eintretende Wirkungsweise, er kann aber auch schnell und – vor allem bei allzu hoher Dosierung – hart wirken. Hier sollten Sie den Grundsatz beherzigen, dass eine schwache Dosierung immer besser ist als eine zu hohe Dosierung.

Das Einsatzgebiet des »roten« Pu-Erh-Tees reicht dank seiner vielen Vorzüge von der Vorbeugung bis zur Therapie bei unterschiedlichen Beschwerden. Dabei ist er kein klassischer Medizinaltee, der nur zur Behandlung von Körperfunktionsstörungen eingesetzt wird, sondern Pu-Erh-Tee ist ein »Lebensmittel«, ein Getränk, das auf den gesamten Organismus reinigend und erneuernd wirkt und auch bei der Gewichtsabnahme wertvolle Dienste leistet.

Trotz all seiner Vorzüge ist der Pu-Erh-Tee kein Wundermittel, wie manche geschäftstüchtige Marktschreier prahlerisch behaupten. Nicht zuletzt von der Qualität des Tees wie von seiner konsequenten Anwendung hängt es ab, ob und wie stark er seine positiven Eigenschaften entfalten und zur Verbesserung bzw. Erhaltung der Gesundheit beitragen kann.

*Pu-Erh-Tee gilt in China als ein besonders wirksames Gesundheitsgetränk, von dem man täglich mehrere Tassen trinken sollte, um geistig und körperlich fit zu bleiben.*

# Herkunft und Geschichte des Pu-Erh-Tees

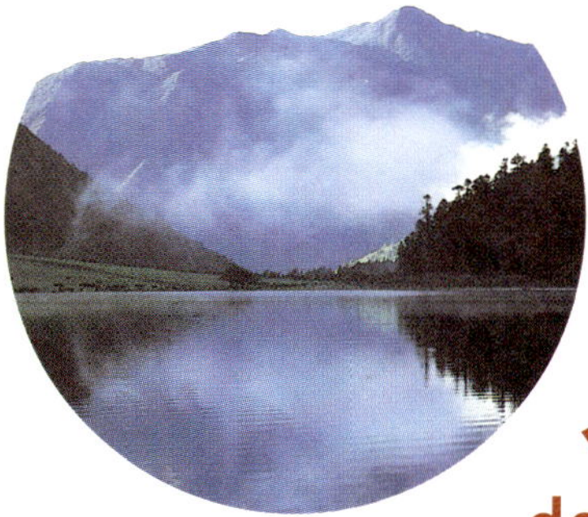

**Der Tee, der unter dem Namen »Pu Erh« bekannt ist, hat seinen Namen nach einem Städtchen in der chinesischen Provinz Yunnan, dem Zentrum einer uralten Präfektur. Diese hat dem Tee seine Herkunftsbezeichnung und der Gegend ihren Namen gegeben. Sie liegt im Distrikt Simao im südlichen Teil der Provinz Yunnan.**

## Yunnan – ein Reich im Herzen der Natur

Yunnan gilt als Heilkräutergarten Chinas und zählt zu den schönsten Regionen der Welt.

Yunnan ist die achtgrößte Provinz im Reich der Mitte und gilt schon seit grauer Vorzeit als der Heilkräutergarten Chinas. Zweifelsohne ist es eine der fruchtbarsten und schönsten Gegenden der Welt. Besungen von vielen Dichtern liegt Yunnan »südlich aller Wolken« im Südwesten Chinas, grenzt an die Provinzen Guizhou und Guangxi im Osten, im Norden an Sichuan und Tibet und im Westen und Süden an die Nachbarländer Myanmar, Laos und Vietnam.

Die »Weiße Wolke« oder »Die Provinz des Ewigen Frühlings«, wie Yunnan ebenfalls poetisch umschrieben wird, verfügt über alle Klimazonen, die auf der Welt existieren: Tropische Gebiete wechseln sich mit subtropischen, gemäßigten und sehr kalten Hochgebirgszonen ab. In Yunnan gibt es tiefgelegene, langgestreckte Ebenen, in denen Reis angebaut wird, ebenso wie ein Gebirge mit Felsmassiven, die sich von 2500 Metern Höhe bis hin zum höchsten Berg Kagebo im Nordwesten mit 6740 Metern über Meereshöhe erheben. Yunnan ist mit seinen 390 000 Quadratkilometern Fläche ungefähr so groß wie der amerikanische Bundesstaat Kalifornien.

*Aus den ältesten chinesischen Überlieferungen und Quellen geht hervor, dass man dort Pu-Erh-Tee bereits seit mehr als 1700 Jahren als Heilmittel nutzt.*

## Ein Garten Eden mit üppiger Vegetation

Unter dem Einfluß der Monsun-Winde herrscht ein äußerst unterschiedliches Klima. Vier Jahreszeiten können allein an einem einzigen Gebirgszug festgestellt werden, und die unterschiedlichsten Wetterlagen – von Schnee bis zu tropisch-feuchter Hitze – sind innerhalb eines Gebiets von zehn Quadratkilometern absolut keine Seltenheit. Für Mitteleuropäer, die eher mäßige Sommer und nasskalte Winter gewohnt sind, sind derartige Wetterextreme kaum vorstellbar.

*Im »Königreich der Pflanzen« wachsen aufgrund der verschiedenen klimatischen Zonen völlig unterschiedliche und zum Teil sehr seltene Pflanzen.*

All diese einzigartigen Gegebenheiten sind Ursache dafür, dass in der unberührten Natur dieser Provinz, die zu den schönsten Gegenden der Erde zählt, eine unvergleichliche Pflanzenvielfalt herrscht. Über 18 000 verschiedene Arten sind von Botanikern gezählt worden, mehr als sonstwo auf dem Globus in einer derart abgegrenzten Region.

Dieser Umstand hat Yunnan neben vielen anderen schwärmerisch-liebevollen Bezeichnungen auch den Namen »Königreich der Pflanzen« eingebracht. Neben den unterschiedlichsten Teesorten sind es einzigartig wirkungsvolle Heilpflanzen und wild vorkommende Pilzarten, die nicht nur in der Küche, sondern vor allen Dingen in der chinesischen Medizin Verwendung fanden.

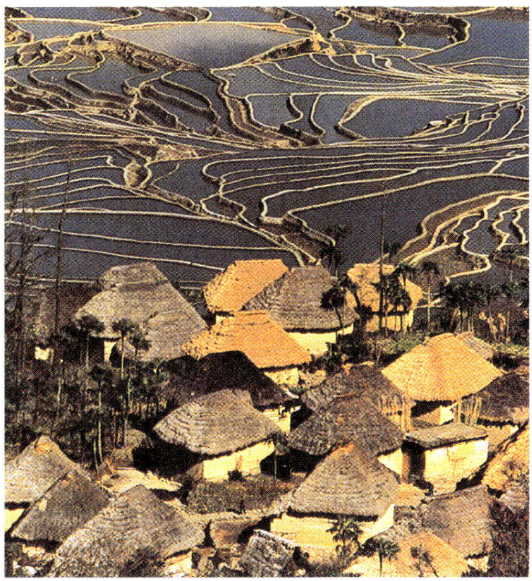

Die terrassenartig angelegten Felder bieten ein faszinierendes, beinahe bizarr anmutendes Landschaftsbild.

## Die Heimat besonders heilkräftiger Pflanzen

Von den Pilzen, Kräutern und Pflanzen, die von der Traditionellen Chinesischen Medizin (TCM) seit fast fünf Jahrtausenden verwendet werden, haben mehr als 90 Prozent ihren Ursprung im Hochland von Yunnan. Wegen der Unberührtheit der Natur – die Ballungszentren Kunming, Qujing und Yuxi liegen sehr weit entfernt – fehlt jeglicher negative Einfluss durch Industrie- und

*Die Mehrzahl aller Kräuter und sonstigen Pflanzen, die in der Traditionellen Chinesischen Medizin verwendet werden, stammt aus der Provinz Yunnan.*

Zivilisationsemissionen. So sprechen TCM-Wissenschaftler den Pflanzen aus dieser Gegend einen weitaus höheren energetischen Wirkungsgrad zu als vergleichbaren und verwandten Heilpflanzen oder -tees aus anderen Regionen der Welt.
In den unzugänglichen Wäldern der Provinz, etwa im Hengduan-Gebirge, haben sich zudem über Millionen von Jahren Tierarten gehalten, die auf der Erde sonst nicht mehr zu finden sind, darunter vor allem seltene Insekten, genauso aber einige Unterarten von Wirbeltieren.

## Pu-Erh-Tee früher und heute

Anbau, Gewinnung und Verwendung von Pu-Erh-Tee haben in Yunnan eine lange Tradition. Dieser besondere Tee zeichnet sich durch charakteristische Merkmale und durch seine nachweisliche medizinische Wirkung aus. Über die Jahre hat er daher im internationalen Handel große Bedeutung erlangt, und seit geraumer Zeit schon kann die hohe Nachfrage kaum noch befriedigt werden. Während seiner langen Geschichte hat der Pu-Erh-Tee hinsichtlich Qualität und Herstellungsmethoden einen großen Wandel durchgemacht. Das heutige Produkt ist im Vergleich zu früheren Formen geschmacklich verfeinert und seine Wirkstoffkonzentration und -zusammensetzung wurden verbessert.
Entwicklung und Wandel des Pu-Erh-Tees aus Yunnan haben sich in einem langwierigen Prozess vollzogen, der sich anhand zahlreicher historischer Quellen nachverfolgen lässt. Mit Hilfe dieser Quellen kann man feststellen, wie sich der Anbau des Tees entwickelt hat, wo die ursprünglichen Anbaugebiete lagen, wie groß seine Bedeutung als Handelsware war, wie sich die Sortenvielfalt und die Produktionstechniken verändert haben und welche medizinischen Wirkungen des Tees festgestellt wurden. Eine genaue Kenntnis des historischen wie des heutigen Stellenwerts von Pu-Erh-Tee kann dazu beitragen, die Entwicklung dieses Produkts weiter voranzutreiben .

普
洱
茶

»Pu-Erh-Tee« in chinesischen Schriftzeichen.

## Aussehen, Ursprung und Anbaugebiet

Pu-Erh-Tee ist in China seit alters her bekannt und beliebt. Das Blatt dieser Teesorte ist fleischig und am Ende deutlich zugespitzt. Es hat einen intensiven Geschmack und behält selbst nach mehrmaligem Aufgießen Farbe, Duft und Aroma bei. Diese Eigenschaften haben dem Pu-Erh-Tee den Beinamen »rotes Gold« eingebracht und ihn im In- und Ausland berühmt gemacht. Der Name »Pu Erh« geht auf den Ort Pu Erh in Yunnan zurück, in den der Tee aus den Anbaugebieten Simao und Xishuangbanna gebracht wurde. Pu Erh war damals das politische und wirtschaftliche Zentrum der Gegend und ein wichtiger Umschlagplatz für den Teehandel. »Pu-Erh-Tee« ist damit zur Bezeichnung einer Teesorte geworden, die unter ganz besonderen historischen Bedingungen entstanden ist.

*Das Hauptanbaugebiet von Pu-Erh-Tee liegt im südlichen Yunnan, in einer Gebirgslandschaft mit besonders mildem Klima.*

## Historische Quellen

Als Markenname war die Bezeichnung Pu-Erh-Tee schon sehr früh gebräuchlich. Über das Anbaugebiet findet man in der Lokalchronik der Präfektur Pu Erh folgende Information: »Der Pu-Tee ist überall bekannt. Dieser Tee kommt aus den sechs Teebergen, sie heißen Youle, Gedeng, Qibang, Mangzhi, Manrui und Manche. Das Gebiet umfasst 800 Li (das sind ungefähr 400 Quadratkilometer), viele tausend Menschen arbeiten in den Teeplantagen.« Außerdem wird dort berichtet, dass Pu-Erh-Tee in mehr als 48 verschiedenen Gebieten von unterschiedlicher Größe angebaut wurde.

Historische Quellen des Dai-Volkes, einer der rund 80 Minderheiten in Yunnan (die Bevölkerungsmehrheit wird von den Han-Chinesen gestellt), belegen, dass bereits vor über 1700 Jahren, zur Zeit der Östlichen Han-Dynastie, Tee in den sechs Teebergen geerntet wurde.

*Für viele Teekenner nicht nur in China gilt Pu-Erh-Tee als der beste und gesündeste Tee der Welt.*

### Die mythische Herkunft des Pu-Erh-Tees

Im Tianhai Yuheng Zhi des Tan Cui wird das Anbaugebiet wie folgt beschrieben: »Im Teeberg wächst der König der Teebäume.

*In historischen Quellen aus China werden die erstaunlichen Wirkungen des Pu-Erh-Tees ausführlich beschrieben.*

Er ist größer als jene der anderen fünf Teeberge und wurde von Fürst Wu kultiviert. Bis heute verehren ihn die Einheimischen, indem sie Opferzeremonien veranstalten.« Fürst Wu war der berühmte Feldherr und kaiserliche Berater Zhuge Liang (181–234). Zur Zeit der Drei Reiche, im Jahr 225, befehligte er einen Feldzug in den Süden und stieß bis Nannuo, dem heutigen Xishuangbanna, vor. Viele seiner Soldaten litten an einer unerklärlichen Schlafsucht, gegen die kein Mittel half.
Nachdem Zhuge Liang die Unterkünfte inspiziert hatte, stieß er einen Stock in die Erde. Der Stock schlug aus, bekam Blätter und wuchs zu einem Baum heran. Zhuge Liang pflückte seine Blätter, brühte sie in Wasser und flößte den Sud den Kranken ein. Darauf erhoben sich – so erzählt man – die schlafsüchtigen Soldaten und wurden wieder gesund.

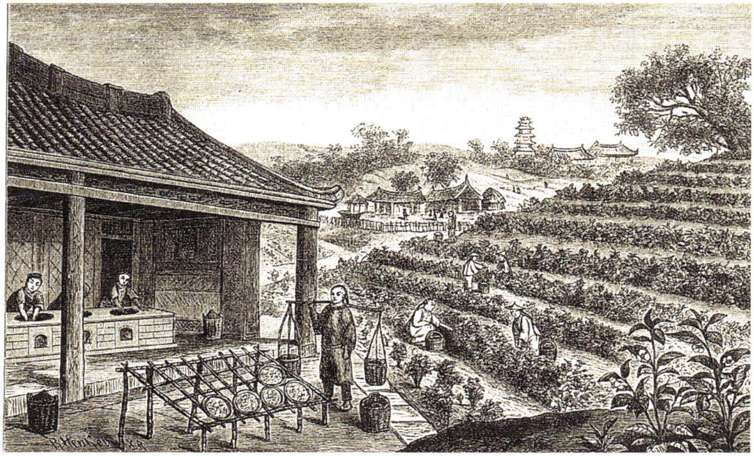

Ein alter Holzschnitt zeigt die traditionelle Art und Weise der Teeernte. In manchen Anbaugebieten werden die Teeblätter auch heute noch von Hand gepflückt.

Auch der bekannte Dichter Bai Juyi (772–846) aus der Tang-Zeit schrieb in einem seiner Gedichte: »Den Schlaf zu besiegen, gibt der Tee die Kraft.« Später nannte man dieses Gewächs dann Teebaum. Aber natürlich sind das alles nur schöne Sagen. Es ist zwar verbürgt, dass Zhuge Liang auf seinem Südfeldzug bis nach Yunnan gelangte, doch seine politischen und militärischen Aufgaben riefen ihn bald wieder zurück nach Chengdu. Bis Xishuangbanna ist er nie gekommen. Gleichwohl belegen diese Aufzeichnungen und Überlieferungen, dass Pu-Erh-Tee schon seit mehr als 1700 Jahren von der einheimischen Bevölkerung angebaut und genutzt wird.

### Der Teebaum als Gedenkstein

Bis heute wird der Teebaum von den Einheimischen in Xishuangbanna übrigens Kongming-Baum genannt. Kongming ist nämlich der zweite Name von Zhuge Liang. Dieser wird daher auch als »Vater des Tees« verehrt.

### Uralte Zeitzeugen

In der Gegend von Xishuangbanna finden sich auch heute noch zahlreiche Exemplare des sogenannten Königsteebaums. Auf dem Dahei-shan (was übersetzt »großer schwarzer Berg« bedeutet) bei Bada steht ein solcher Teebaum mit einer Höhe von 14 Metern und einem Stammdurchmesser von 1,12 Metern. Experten schätzen das Alter des Baumes auf über 1700 Jahre. Auf dem Nannuo-Berg findet sich ein weiterer berühmter Königsteebaum in kultivierter Form. Er ist mehr als 800 Jahre alt und mit einer Höhe von 9,8 Metern, einem Stammdurchmesser von 1,58 Metern und einer 10 Meter breiten Krone der größte bislang bekannte kultivierte Teebaum der Welt. Ein weiteres Indiz dafür, dass Yunnan auf eine lange Tradition des Teeanbaus zurückblicken kann.

*Manche Teebäume können fast 2000 Jahre alt und bis zu 30 Metern groß werden.*

## Der Weg zum Handelsgut

Wann wurde der Pu-Erh-Tee zur Handelsware? In der Schrift »Über den Pu-Erh-Tee« von Ruan Fu heißt es: »In den westlichen Regionen wird schon seit der Tang-Zeit (618–907) Pu-Tee getrunken.« Mit »Pu-Tee« ist hier natürlich Pu-Erh-Tee gemeint, die »westlichen Regionen« umfassen die heutigen Provinzen Guizhou, Sichuan, Tibet und Gansu, die vorwiegend von natio-

*Pu-Erh-Tee ist ein reines Naturprodukt ohne irgendwelche chemischen oder sonstigen Zusätze.*

nalen Minderheiten bewohnt werden. Im Buch vom Tee des Lu Yu, das um das Jahr 780 erschienen ist, wird der Pu-Erh-Tee nicht erwähnt. Der Grund dafür ist, dass Pu Erh im Altertum der Präfektur Yinsheng zugeordnet war. In dieser Provinz wurde bereits während der Tang-Zeit (618–907) Tee angebaut. Fan Zhuo schrieb in seinem Buch über die ursprüngliche Bevölkerung dieser Gegend: »Der Tee kommt aus den Bergen in der Umgebung der Stadt Yinsheng. Er wird nur vereinzelt geerntet, und es gibt keine spezielle Verarbeitungstechnik. Die Ureinwohner von Mengshe kochen die Blätter zusammen mit Sichuan-Pfeffer, Ingwer und Zimt auf und trinken ihn.«
Yinsheng war zur Tang-Zeit eines der sechs abgabenpflichtigen Gebiete, die zum Fürstentum Nanzhao gehörten. Es wurde von der Stadt Yinsheng aus regiert, dem heutigen Jingdong in Yunnan, zu dessen Verwaltungsbezirk auch Xishuangbanna gehört. »Mengshe« ist einer der sechs südlichen Partikularstaaten der Nanzhao-Periode (748–937). Er umfasste die Gebiete der heutigen Kreisstädte Weishan und Nanjian in der Provinz Yunnan. Es ist offenkundig, dass bereits während der Tang-Zeit, das heißt vor rund 1200 Jahren, Tee aus Xishuangbanna in das Gebiet von Dali transportiert wurde und bei den Adligen der Nanzhao-Periode ein beliebtes Getränk war!

## Eine begehrte Ware

*Für uns Europäer ist es nur schwer vorstellbar, dass ein Tee zu einer derart kostbaren Ware werden konnte wie der Pu-Erh-Tee.*

Während der Song-Dynastie (960–1279) wurde Pu-Erh-Tee bereits ein so großer Wert zugemessen, dass man damit Pferde aus den westlichen Regionen eintauschen konnte. In den Annalen heißt es: »Das Teetrinken war während der Tang-Zeit in Mode gekommen und erreichte seine Blüte während der Song-Zeit. Das gilt auch für den Pu-Erh-Tee.«
In der Yuan-Zeit (1279–1368) entwickelte sich der Pu-Erh-Tee zu einer der wichtigsten Waren im Tauschhandel zwischen den verschiedenen Bevölkerungsgruppen in China. In seinem Buch »Sitten und Bräuche der Völker in Yunnan« beschreibt Li Jing aus dieser Zeit: »Der Markt findet alle fünf Tage statt, dort werden

Filzdecken, Baumwollstoffe, Tee und Salz getauscht.« Ein Beweis dafür, dass Tee damals bereits in beträchtlichen Mengen hergestellt wurde.

### Pu Erh als Markenbegriff

Als Markenname ist der Begriff Pu-Erh-Tee während der Ming-Dynastie (1368–1644) im sogenannten »Umriss von Yunnan« des Xie Zhaozhi erwähnt: »Die einheimische Bevölkerung konsumiert aussschließlich Pu-Tee« und »Pu-Tee wird durch Dämpfen zu Kugeln geformt.« Mit Pu-Tee ist wieder Pu-Erh-Tee gemeint. Die Teeblätter aus Xishuangbanna wurden zur Verarbeitung meist nach Pu Erh gebracht und von dort weiterverkauft. Über Dali gelangten große Mengen nach Tufan (das heutige Gansu, Tibet und einen Teil von Sichuan). Der Tee wurde zu einem beliebten Getränk bei den Bewohnern der Region.

Durch den intensiven Handel mit diesen Gebieten wurde der Pu-Erh-Tee weithin bekannt und gelangte schließlich über die Seidenstraße in die ganze Welt. Gansu war ein historisch bedeutsamer Umschlagplatz für den Handel, und über Tibet gelangte man am schnellsten von China nach Süd- und Westasien. Pu-Erh-Tee wurde schon damals bis nach Burma, Thailand, Vietnam, Indonesien und in andere Länder exportiert. Auf diese Weise entwickelte er sich zu einem weithin bekannten und gefragten Markenprodukt.

*Bereits im 14. Jahrhundert wurde Pu-Erh-Tee über die Seidenstraße in andere Länder exportiert.*

In den Neuen Chroniken von Yunnan heißt es: »Der besondere Rang, den der Pu-Erh-Tee unter den Teesorten Chinas einnimmt, kann von den Sorten aus Jiangsu, Anhai, Fujian und Zhejiang nicht eingeholt werden.« Von da an wurde Pu-Erh-Tee wegen seiner besonderen Qualität in ganz China geschätzt.

## Beginn eines schwunghaften Handels

Zu Beginn der Qing-Dynastie erlebte die Beliebtheit des Pu-Erh-Tees einen weiteren Höhepunkt. Im Jahr 1661 richtete der Qing-Kaiserhof in Baishenzhou (dem heutigen Kreis Yongsheng) so genannte Tee- und Pferdemärkte ein. Seitdem herrschte ein reger

Handel und Austausch der Teehändler zwischen Pu Erh und Lijiang. Für den Transport des kostbaren Gutes wurden Tausende von Pferden eingesetzt. Allein in die Region Tibet wurden rund 1500 Tonnen Tee transportiert.

*Rasch entwickelten sich Anbau und Handel mit dem begehrten Pu-Erh-Tee zur Lebensgrundlage für viele Menschen.*

### Chronologische Wurzeln

Während der Qing-Dynastie entstanden bereits detaillierte Beschreibungen über Qualität, Sorten, Herstellung und Absatz des Pu-Erh-Tees. Ruan Fu schreibt in seinem Buch »Über den Pu-Erh-Tee« über die Herkunft des Tees: »Pu-Erh-Tee wird im Kreis Simao an der Grenze angebaut, es gibt sechs Anbaugebiete.« Damit sind die sechs großen Teeberge gemeint.

Bereits Tan Cui hatte in seinem Buch »Dianhai yuheng zhi« erwähnt: »In Dian (Yunnan) wird Tee angebaut. Diese Ware bringt Profit für die Bevölkerung der Grenzgebiete. Über zehntausend Menschen ziehen in die Berge, um in den Teeplantagen zu arbeiten. Teehändler kaufen dann die Ernte auf und verkaufen den Tee überall hin. Häufig sind die Straßen durch den vielen Verkehr blockiert. Das ist allerdings gleichbedeutend mit großem Reichtum.«

## Ein wichtiger Wirtschaftsfaktor

*Heute wird Pu-Erh-Tee in rund 20 Länder der Erde exportiert. Man bekommt ihn in gut sortierten Apotheken, in China-Spezialgeschäften und bei ausgewählten Versandhäusern.*

In der Yunnan Chronik, der Chronik der Präfektur Pu Erh und der Chronik des großen vereinigten Qing-Reiches finden sich nicht selten Formulierungen wie: »Tee zu Markte tragen« oder »Aufblicken und vom Teeberg essen.« Diesen Quellen zufolge gab es neben dem Pu-Erh-Tee noch andere Teesorten, »wie den Gantongsi Tee aus Dali und den Taihusi Tee aus der Provinzhauptstadt, doch waren die Erträge dieser Sorten nicht so reich. Sie konnten nicht mit dem Pu-Erh-Tee konkurrieren.«

Einige alte Chinesen erinnern sich noch daran, dass der Teemarkt von Simao unter dem Qing-Kaiser Guangxu, der von 1875 bis 1908 regierte, und auch noch einige Zeit nach der Xinhai-Revo-

*Die offizielle Bezeichnung für den Pu-Erh-Tee in China ist »Schatz der chinesischen Nation«.*

lution (der Sturz des Kaiserreiches von 1911) eine Blütezeit erlebte. Bekannte Teegeschäfte wie das Dingxingheng und das Xinrenhe lagen in unmittelbarer Nachbarschaft des Marktes. »In der gesamten Provinz Yunnan wird Tee getrunken. Dieser Bedarf wird aber vollständig durch den Pu-Erh-Tee gedeckt«, betonen die Quellen.

Außerdem kamen einmal im Jahr die Tibeter auf den Markt nach Yunnan, um Pferde und Heilkräuter gegen Tee einzutauschen. Sie kamen mit Hunderten von Pferden, so dass die Karawane einem wogenden Fluss glich, wie es in den überlieferten Aufzeichnungen heißt.

## Der Einschnitt

Ab 1935 erhoben dann England, Frankreich und andere westliche Länder Einfuhrzölle auf Tee. Dadurch brachte das Teegeschäft weniger Profit, der Teehandel stagnierte. Mit Ausbruch des Antijapanischen Krieges (1937) geriet das Teegeschäft in China in eine noch schlimmere Krise. Viele Teehändler wechselten ins Zigarettengeschäft über. Ende der 40er Jahre war der Teehandel infolge der Kriegswirren und der Korruption lokaler Beamter, Stammesfürsten und Schwarzhändler fast vollständig zum Erliegen gekommen. Die Produktion sank pro Jahr auf weniger als 3000 Dan, was etwa 150 Tonnen entspricht.

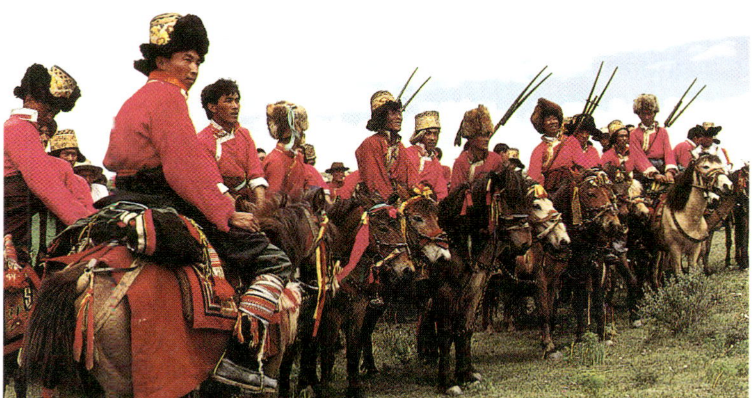

Beim traditionellen Pferderennen schmücken sich die Reiter mit der farbenprächtigen Landestracht.

# Verarbeitungstechnik und Sorten

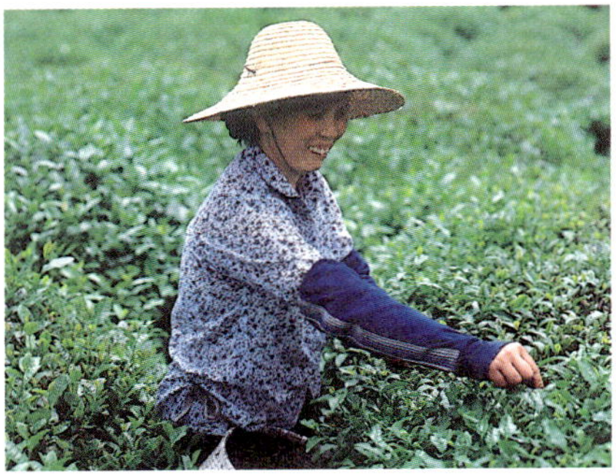

**Der heutige Pu-Erh-Tee zählt zu den wichtigsten Teesorten Chinas. Er wird in riesigen Plantagen kultiviert und geerntet. Die frischen Blätter der großblättrigen Yunnan-Gewächse werden gepflückt, dann gewelkt, gerollt, getrocknet und weiterverarbeitet. Verglichen mit dem historischen Pu-Erh-Tee läßt sich beim Verarbeitungsprozess und bei den Sorten ein starker Wandel feststellen.**

Nicht nur die Art, auch der Zeitpunkt der Ernte ist von Bedeutung.

## Erste Gewinnungsmethoden

Während der Tang-Dynastie (618–907) wurden die Teeblätter nur vereinzelt gepflückt, mit Sichuan-Pfeffer, frischem Ingwer und Zimtrinde aufgekocht und dann getrunken.

In der »Chronik von Yunnan« des Xie Zahozhi wird berichtet, dass man während der Ming-Dynastie (1368–1644) die Teeblätter bereits dämpfte und zu Kugeln oder flachen Kuchen formte. Zu dieser Zeit wurde also bereits gepresster Tee hergestellt.

*In den Frühzeiten des Pu-Erh-Tees erfolgte noch keine gezielte Ernte und Verarbeitung der Teeblätter.*

Erst zu Beginn der Qing-Dynastie, Ende des 17. Jahrhunderts, erreichte die Kultivierung des Pu-Erh-Tees einen ersten Höhepunkt. Nicht nur der Verarbeitungsprozess wurde vielfältiger, sondern man unterschied nun auch unterschiedliche Sorten.

## Die Sortenvielfalt entsteht

Aus verschiedenen historischen Quellen lässt sich etwas über die Herstellungsmethoden des Pu-Erh-Tees erfahren, so etwa aus dem Text »Über die Man« (die Man sind ein weiteres Minderheitenvolk in Yunnan) von 864, aus »Neuigkeiten aus Süd-Yunnan« von Zhang Hong (1755), und aus dem Traktat »Über den Pu-Erh-Tee « von Ruan Fu (1825).

*Ab dem Ende des 17. Jahrhunderts entwickelten sich die verschiedenen Sorten und Qualitätsstufen dieses Tees.*

Zhang Hong schreibt: »Der Pu-Tee ist eine Kostbarkeit. Es gibt die Sorten Maojian (Blattspitzentee), Yacha (Knospentee) und Nü-er (Töchtertee). Maojian wird vor dem Jahresabschnitt Guyu (Getreideregen), also im Frühling gepflückt und nicht zu Kugeln geformt. Sein Geschmack ist mild, und er hat den Duft von Lotos. Die Farbe ist zartgrün und lieblich. Die Blätter das Yacha (Knospentees) sind etwas größer als die des Maojian, und sie werden zu Kugeln geformt, die ein Gewicht von zwei oder vier Liang haben (ein Liang entspricht 30 Gramm). Die Bevölkerung von Yunnan schätzt diesen Tee sehr. Der Töchtertee (Nü-er cha) ist eine andere Art des Knospentees. Er wird nach dem Getreideregen geerntet und zu Kugeln zwischen einem Jin und zehn Jin (ein Jin entspricht 500 Gramm) gepresst. Was danach übrigbleibt ist grob und wertlos. Vereinzelt wird auch diese schlechte Qualität in Yunnan angeboten. Aus den ganz groben Teeblättern gewinnt man einen Extrakt, der eingedickt und zu Kuchen geformt wird, und den man dann mit einem Stempel versieht.«

## Kopftee und Hoftee

Der berühmte Arzt und Pharmazeut Zhao Xuemin schreibt in einer 1765 erschienenen Ergänzung zum Abriss der Arzneikunde (Bencao gangmu shiyi): »Pu Erh cha wird zu Kuchen von drei verschiedenen Größen gepreßt. Die großen haben den Umfang eines Kopfes und wiegen fünf Pfund, daher kommt die Bezeichnung ›Kopftee‹ (Rentoucha). Er wird jährlich als Tribut an den Kaiserhof geliefert und ist nur selten auf dem Markt zu finden. Es ist eine große Kunst, diese fünfpfündigen Kugeln herzustellen. Noch schwieriger ist es, die Zehnpfünder zu formen, so dass sie weder auseinanderbrechen noch schimmeln. Der Knospentee (Yacha) wird in Kugeln zu zwei Liang und vier Liang angeboten (also 60 Gramm bzw. 120 Gramm), die manchmal auch zu fla-

*Je feiner die verwendeten Teeblätter sind, desto wertvoller und wirksamer ist der Pu-Erh-Tee.*

chen Kuchen gepresst sind. Der Töchtertee (Nü-er cha) wird ausschließlich zu kreisrunden Kugeln geformt, die mindestens ein Pfund wiegen. Der ›Hoftee‹ oder ›Tee der Kaiser‹ (Gongting Pu-Erh cha) wird zu unterschiedlichen Formen gepresst, besteht aber immer aus den zartesten Blattknospen, die bereits unmittelbar nach der Ernte der frischen Teeblätter aussortiert werden. Man verarbeitet sie dann zu einem edlen Getränk, das dem Adel am Kaiserhof vorbehalten ist. Der Rest, der so genannte grobe Tee, wird in der gesamten Provinz vertrieben.«

*Früher wurden drakonische Strafen verhängt, wenn ein Nicht-Befugter einen »Tee der Kaiser« zu sich nahm. Heute dürfte dies allein schon der dafür zu bezahlende Preis verhindern.*

### Der »Tee der Kaiser«

Auch heute noch wird die besonders hochwertige Pu-Erh-Teesorte »Tee der Kaiser« angeboten. Diese Sorte ist jedoch nur sehr schwer zu bekommen, denn das Erntevolumen der zartesten Blattknospen beträgt jährlich nur etwa 1000 Kilogramm. Heute werden hochwertige Teesorten auch nicht mehr zu Kugeln oder Kuchen gepresst, da dies die Qualität des Tees beeinträchtigt. Der »Tee der Kaiser« wird daher nur – wenn überhaupt – als feines, ebenmäßiges Blatt angeboten.

## Teepaste und Teekuchen

Um die Mitte des 18. Jahrhunderts kam die Pu-Erh-Teepaste (Chagao) auf, deren Herstellung Zhang Hong in seinem Buch »Neuigkeiten aus Süd-Yunnan« beschreibt: »Teeblätter werden zu Sirup eingekocht und zu flachen Kuchen geformt.« Und weiter heißt es dort: »Unter den jährlichen Tributabgaben befand sich auch Töchtertee-Paste.«

Weil der Pu-Erh-Tee so kostbar war, tauchten auch bald Fälschungen im Handel auf. Man nannte diesen Tee Chuancha (Sichuan-Tee), weil er von den Bewohnern des Grenzgebietes zwischen den Provinzen Sichuan und Yunnan hergestellt wurde. Die unechten Teekuchen waren lockerer gepresst, hatten eine bräunliche Färbung und besaßen nicht den edlen Duft des Pu-Erh-Tees.

Zhao Xuemin bewertet diese aus Sichuan-Tee hergestellte Teepaste in seinem medizinischen Werk folgendermaßen: »Sie ist schwarz wie Pech und zeigt eine starke Wirkung.« Aber er hebt auch ausdrücklich hervor, dass der reine Pu-Erh-Tee in seiner Wirkung natürlich noch besser sei. Er befördere die Verdauung, löse den Schleim, reinige den Magen, rege den Speichelfluss an und vieles mehr.

*Billige Pu-Erh-Tees, wie sie immer wieder angeboten werden, sind qualitativ schlechter und schmecken zudem weniger aromatisch.*

## Verarbeitung und Qualität des Tees

Aus der starken Wirkung der Teeprodukte lässt sich schließen, dass die Verarbeitungstechnik zu dieser Zeit bereits ein hohes Niveau erreicht hatte. Neben dem zarten, besonders hochwertigen Tributtee und dem grünen Tee verstand man sich bereits auf die Herstellung von Teepaste und von Teekugeln, die die Größe eines Kopfes hatten und mehrere Pfund wogen. Unter den Teekugeln hatten die fest gepressten und schweren Kugeln die höchste Qualität, lockere Kugeln waren von minderer Qualität. Die Teeblätter der Letzteren sind auch heute noch grob, und ihr Geschmack ist fade.

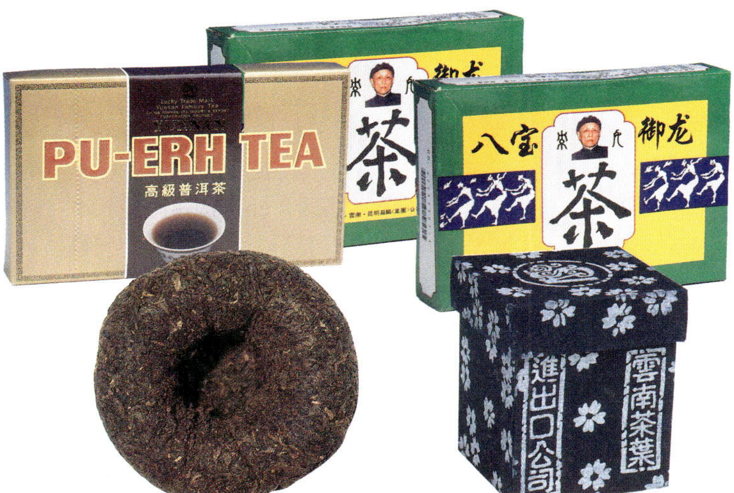


Neben Anbau und Ernte hat die weitere Verarbeitung der Blätter einen großen Einfluss auf die Teequalität.

Zu den Sammlerstücken des Chinesischen Forschungsinstituts für die Wissenschaft und Technik des Teeanbaus zählt eine Kugel »Kopftee«, der dem Kaiserpalast während der Qing-Dynastie geliefert wurde. Er ist bis heute gut erhalten, und die Zeit hat der Qualität und dem Aroma des Tees nichts anhaben können. Das beweist, über welch ausgefeilte Presstechniken man zu damaliger Zeit bereits verfügte.

## Der »Töchtertee«

Der »Töchtertee« wird auch in dem klassischen chinesischen Roman »Traum der roten Kammer« (entstanden um die Mitte des 18. Jahrhunderts) erwähnt. Die Hauptfigur Jia Baoyu trinkt bevorzugt diesen Tee. Zur Entstehung des Begriffs »Töchtertee« schreibt Zhang Hong: »Der Tee wird von den Mädchen der Minderheiten gepflückt, die das Geld, das sie dabei verdienen, für ihre Mitgift sparen. So erklärt sich sein Name.«

## Pu-Erh-Tee als Tributzahlungsmittel

*Die Ernte und Weiterverarbeitung der höchsten Qualitätsstufen unterlag strengen Kontrollen; den »Tee der Kaiser« durften nur ganz junge Mädchen ernten.*

In den Schilderungen des 1825 von Ruan Fu verfassten Traktats über den Pu-Erh-Tee heißt es: »Der Pu-Erh-Tee ist überall bekannt, er hat den markantesten Geschmack. Am meisten wird er in der Hauptstadt geschätzt.«

Der fertig verarbeitete Pu-Erh-Tee wurde alljährlich in Yunnan gelagert, und nur die beste Qualität dieses Lagertees durfte an den Kaiserhof geliefert werden. Dieses Auswahlverfahren förderte wiederum die Sortenvielfalt und die Verfeinerung der Herstellungsmethoden. Da die Verarbeitung des Tributtees – des Tees, der als Abgabe an den Kaiserhof geliefert werden musste – eine besonders komplizierte Technik erforderte, durfte er nicht vom einfachen Volk hergestellt oder vertrieben werden.

Während der Qing-Dynastie standen acht verschiedene Arten von Pu-Erh-Tee auf der Tributliste der Hauptstadt: Teekugeln zu fünf Pfund (Kopftee), Kugeln zu drei Pfund, zu einem Pfund, zu vier Liang, zu 1,5 Liang sowie Knospentee in Flaschen, »Ruicha«

(Kaisertee in loser Form) und Teepaste in Dosen. Diese Sorten waren in der Tributliste registriert, und alljährlich wurden tausend Liang Silber dafür bereitgestellt und als Gegenwert für die Lieferung der Präfektur Simao angewiesen. Gleichzeitig kaufte man dort auch Zinnkrüge, Brokatkästchen und Holzschatullen, in denen man den Tee aufbewahrte. Tausend Liang Silber entsprach einem Drittel der gesamten Teesteuer eines Jahres. Als Vergleich kann das folgende Zitat aus der Zeit dienen: »Das Herbstgetreide kostet in der Kreisstadt Ning-er zwei Liang pro Dan.« Demnach entsprach die jährlich gelieferte Menge Pu-Erh-Tee einem Gegenwert von 30 Tonnen Reis.

*Wenn es um hochwertigen Tee geht, muss die Ernte auch heute noch per Hand erfolgen, denn nur so ist eine Qualitätsunterscheidung möglich.*

## Der Sortenmix aus groben und feinen Blättern

Etwa um diese Zeit, also zu Beginn des 19. Jahrhunderts, tauchte auch der so genannte »reformierte«Tee (Gaizao cha) erstmals im Handel auf, der als »außen fein und innen grob« charakterisiert wird. Nun begannen auch die Teehändler, sich an der Teeverarbeitung zu beteiligen. Nach dem Einkauf von »Rohtee« (Maocha) wurden die Teeblätter in die von den Händlern gegründeten Verarbeitungszentren gebracht, wo die feine Ware für die Oberschicht von den groben Blättern, die als Füllung für das Innere der Kugeln dienten, getrennt wurde. Danach wurden die Teeblätter gedämpft und zu Kugeln geformt, wie sie noch in unserer Zeit auf den Märkten zu finden sind. Die Technik, feine und zarte zusammen mit groben und alten Teeblättern zu Teekugeln zu verarbeiten, ist bis heute im Gebrauch.

Von der vormaligen Praxis, die Teesorten nach dem Zeitpunkt ihrer Ernte zu klassifizieren, ist man daraufhin abgewichen. Neue Varianten des Pu-Erh-Tees bildeten sich heraus und wurden den Bedürfnissen einer breiten Bevölkerung angepasst.

*Die Klassifizierung des Pu-Erh-Tees gibt Auskunft darüber, in welchem Stadium sich die Teepflanze bei der Ernte des Tees befand.*

## Der Erntezeitpunkt als Qualitätsmerkmal

Der Methode, Teesorten nach dem Zeitpunkt ihrer Ernte zu klassifizieren, liegt die Erfahrung zugrunde, dass die Qualität des Tees entscheidend vom Entwicklungsstand der Teepflanze abhängt.

Zum Beispiel heißt der Tee, der im dritten oder vierten Monat des Mondkalenders gepflückt wird, »Xiaoman cha« (»das Getreide entwickelt sich«), der im siebten Monat geerntete Tee ist der »Guhua cha« (Getreideblüten-Tee) . Diese Klassifizierung orientiert sich am Reifestand der Getreidepflanze. Schon während der Trocknungsphase werden die »Jin yue tian« (Goldener Mond am Himmel) und »Gada cha« (Klumpentee) aussortiert, um so den Ansprüchen der Abnehmer gerecht werden zu können.

### Richtige Pflege und Lagerung des Tees

Im 19. Jahrhundert verfeinerten sich sowohl die Teequalität als auch die Methoden zur Aufbewahrung von Tee. In »Über den Pu-Erh-Tee« schreibt Ruan Fu: »Das Aroma verändert sich je nach dem Boden, auf dem der Tee angebaut wird. Die beste Qualität haben Tees, die auf roter, kieselhaltiger Erde wachsen.« Er schreibt weiter: »Teebauern sollten immer darauf achten, das Unkraut zwischen den Teesträuchern zu jäten. Unkräuter beeinträchtigen den Geschmack und machen den Tee ungenießbar.« Daraus wird deutlich, dass der Zusammenhang zwischen der Pflege der Teesträucher und der Qualität des Endprodukts bereits bekannt war. Um sein Aroma zu schützen, sollte man den Tee »nicht zusammen mit anderen Dingen im selben Gefäß aufbewahren, da er sonst diesen fremden Geschmack annimmt und verdirbt.«

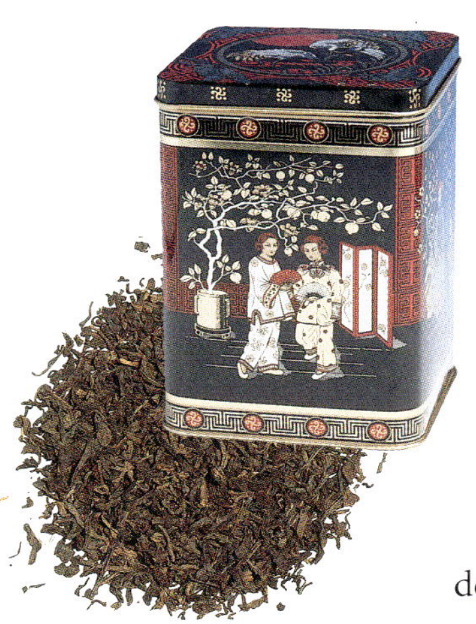

Die optimale Aufbewahrung garantiert den Erhalt der Qualität. Tee muss gut verschlossen, trocken, dunkel und kühl gelagert werden.

## Die Phasen der Teeherstellung

In seinem 1925 erschienenen Buch »Fan tian lu cong lu« schildert Chai E die Herstellung des Pu-Erh-Tees. Die Teeblätter wurden nach dem Dämpfen in Bambus eingeschlagen und in große Bambuskörbe verpackt. Die konkreten Verarbeitungsschritte finden sich bei Feng Jun in seiner Schrift »Produktion und Vertrieb von Yunnan-Tee« beschrieben.

## Erster Schritt: grüner Tee

Der Herstellungsprozess des Pu-Erh-Tees besteht aus zwei Phasen. In der ersten Verarbeitungsphase lässt man die frisch geernteten Teeblätter in speziellen Kesseln welken, dann werden sie von Hand gerollt und anschließend in der Sonne getrocknet. Bei diesem ersten Schritt wird Rohtee (maocha) gewonnen, der so genannte »Yunnan shaiqing cha« (grün getrockneter Tee), auch kurz »Shaiqing« genannt.

Früher, als man die Teesorte noch nach der Erntezeit benannte, hieß die erste Ernte des Jahres »Frühlingsspitzen vor Qingming« (Mingqian chunjian). Die Teeblätter, die zehn Tage nach Qingming geerntet wurden, – das Qingming-Fest, bei dem man die Gräber der Verstorbenen besucht, ist Anfang April – nannte man »Frühlingsspitzen« (Chunjian); am Ende des zweiten Monats im Mondkalender erntete man die »Mittleren Frühlingsspitzen« (Chunzhongjian), und der im dritten Monat gepflückte Tee hieß »Frühlingsende« (Chunwei). Der Frühlingstee hatte außerdem den Namen »Frühlingsspitze« (Chunjian), der Sommertee hieß »Zweites Wasser« (Ershui) und der Herbsttee schließlich »Getreideblüte« (Guhua).

*Weil Pu-Erh-Tee schon immer ziemlich teuer war, wurden mitunter andere Pflanzen wie wilde Äpfel, Birnen oder auch wilde Teerosen als Tee-Ersatz verwendet.*

### Sonderfall Kaisertee

In wohl keinem anderen Land der Erde ranken sich um die Herstellung von Tee mehr geheimnisvolle Geschichten als im Süden Chinas. Die Ernte des »Hoftees«, so heißt es in alten Überlieferungen, geschah in »kaiserlicher Pflückung«, einer besonderen Methode, die nur für den Hof des Kaisers bestimmt war: Jungfrauen hatten die Aufgabe, die Teeknospen und allerhöchstens noch das erste zarte Blatt vom Teebaum abzuschneiden. Ihr Handwerkszeug für das erlesene Teegut waren eine Schere und ein Korb, beides aus purem Gold. Beim Arbeiten mussten die jungfräulichen Pflückerinnen weiße Baumwollhandschuhe tragen.

Inzwischen ist man bei der Auswahl der Erntearbeiter sicher nicht mehr so streng. Aber vieles bei der Herstellung des »Tees der Kaiser« geschieht nachweislich noch immer von Hand.

*In der chinesischen Literatur gibt es viele Legenden zur Geschichte und Wirkungsweise des Pu-Erh-Tees.*

## Zweiter Schritt: sieben, dämpfen, rollen und pressen

Die zweite Verarbeitungsphase umfasst das Sortieren der Teeblätter durch Sieben, das anschließende Dämpfen und schließlich das Rollen. Durch Schütteln und Sieben werden die Teeblätter sortiert, wobei auch Fremdkörper, Stiele und Krümel ausgesondert werden. Die traditionelle Methode des Dämpfens und Rollens wird auch heute noch bei der Herstellung verschiedener gepresster Teesorten angewandt.

### Ein uraltes Handwerk

*Die einzelnen Sorten des Pu-Erh-Tees bestehen, je nach Güte, aus unterschiedlichen Mischungen der drei Qualitätsstufen des Rohtees.*

Bevor die Teeblätter gedämpft und gerollt werden, werden zunächst – je nach gewünschter Qualität des Endproduktes – die Mischungsverhältnisse aus den drei Qualitätsstufen zusammengestellt. Der schalenförmig gepresste Tuocha beispielsweise besteht zu 10 Prozent aus Teeblättern erster Wahl, zu 20 Prozent aus zweiter Wahl und zu 70 Prozent aus dritter Wahl. Diese Zutaten werden vor dem Dämpfen genau abgewogen und dann schichtweise in den Dampfaufsatz eingefüllt. Nach zwanzigminütigem Dämpfen kommen die Teeblätter in dreieckige Stoffsäckchen, wo sie zu verschiedenen Formen unterschiedlicher Größe (Kugeln oder Kuchen) geknetet werden. Dann werden die Teekugeln oder Kuchen an einem trockenen Ort gelagert und luftgetrocknet. Je nach Sorte wird der Tee verpackt, in Bambuskörbe gelegt und zum Verkauf angeboten.

### Die drei Qualitätsstufen des Rohtees

Je nach Dichte der verwendeten Siebe erhält man zunächst drei unterschiedliche Kategorien von Rohmaterial.
Die feinste heißt »Tougai« (erste Hülle). Dieser Tee besteht vorwiegend aus Frühlingsspitzen, die von einem Flaum feiner, weißer Härchen überzogen sind. Die nächste Stufe ist der »Ergai« (zweite Hülle), und die dritte Wahl, der Tee minderer Qualität, wird »Licha« (Füllstoff) genannt.

# Geschmacksreife und Qualitätseinteilungen

Die Besonderheit des damaligen Pu-Erh-Tees wurde einerseits durch eine ausgiebige Trocknungsphase nach dem Dämpfen und Rollen verursacht, andererseits auch durch die langen Transportwege, die der Tee auf dem Rücken von Lastpferden zurücklegen musste. Der Transport mit Pferdekarawanen dauerte oft mehrere Monate, manchmal gar Jahre. Dazu kam die hohe Luftfeuchtigkeit in der Gegend um Xishuangbanna. All dies führte zu einer allmählichen chemischen Veränderung der Stoffe in den Teeblättern und verursachte die besondere Farbe und den typischen, durch lange Lagerung entstehenden Geschmack. Je stärker dieses charakteristische Aroma, desto höher war auch der Preis. Das ist auch heute noch so, wenngleich hochwertige Pu-Erh-Tees inzwischen nicht mehr gepresst, sondern als Blätter angeboten werden.

*Durch die besonderen klimatischen Bedingungen und den oft mehrere Monate dauernden Transport erhielt der Pu-Erh-Tee sein charakteristisches Aroma.*

## Aktuelle Qualitätsstufung des Pu-Erh-Tees

Pu-Erh-Tee wirkt umso heilender und stärker, je höher die Qualität des Tees ist. Um diese Tatsache wissen die Menschen aus dem Reich der Mitte schon längst, wird Pu-Erh in China doch schon seit 1700 Jahren als für die Gesundheit besonders wertvolles Lebensmittel gehandelt. In Europa und Amerika ist Pu-Erh-Tee weit mehr als nur ein gesundes Lebensmittel: Er steht im Ruf eines neuen Wundermittels. Mit diesem Nimbus ist natürlich auch die Nachfrage nach dem Tee in die Höhe geschnellt, der die Händler durch alle Arten von angebotenen Pu-Erh-Sorten nachkommen.

*Heutzutage unterscheidet man beim Pu-Erh-Tee elf Qualitätsstufen – je höher die Qualität des jeweiligen Tees ist, desto kleiner sind die Teeblätter.*

Doch beim Kauf des Tees ist Information und ein wachsames Auge geboten, will man wirklich in den Genuss der einzigartigen Heilwirkungen kommen. Oft gelangt minderwertiger Tee auf den europäischen Markt. Zum Teil wurden sogar Partikel von Gummireifen unter den Blättern gefunden, was dann meist nichts mehr mit Genuss am Tee und seinen hervorragenden medizinischen Wirkungen zu tun hat.

*Generell gilt, dass die Klasse des heute verkauften Pu-Erh-Tees umso geringer ist, je jünger die Herkunftsbäume und je größer die Teeblätter sind.*

Echter Pu-Erh-Tee wird von den chinesischen Aufsichtsbehörden in elf Qualitätsklassen eingestuft. Die Klasse superior, aus der der »Hoftee/Tee der Kaiser« gewonnen wird, besteht allein aus »Tougai« (erste Hülle), also aus den Frühlingsspitzen ganz seltener, uralter Qingmao-Bäume (Königsbäume). Dieser Tee ist sehr selten und atemberaubend teuer. Die Klasse 1 des Pu-Erh-Tees wird ebenfalls ausschließlich »Tougai« von nicht ganz so alten Teebäumen gewonnen. Auch dieser Tee ist hervorragend und ebenfalls teuer. In Europa kostet er um die 40 Mark je 100 Gramm. Die Klasse 5 ist mittelmäßig einzustufen und entsprechend billiger. Von den Klassen 6 bis 10 ist abzuraten. Auch nicht klassifizierte Sorten werden angeboten. Dabei handelt es sich um Abfallprodukte, die nicht kontrolliert werden. Diese Sorten können also beispielsweise Pestizide enthalten oder setzen sich sogar aus dem Abfall ganz anderer Tees als Pu-Erh zusammen. Oft wird aus gutem Grund keine Qualitätsklasse angegeben.

## Kennzeichen der unterschiedlichen Qualitätsstufen

*Eine Faustregel sollte jeder, der sich für richtigen Pu-Erh-Tee interessiert, beachten: Hervorragender, also wirksamer Pu-Erh-Tee ist teuer und sollte mit einer Qualitätsklasse ausgewiesen sein.*

Für die Klasse 1 sind ebenmäßige und feine Blätter kennzeichnend, und es sind keine Verunreinigungen wie Holz oder sogar Schmutz festzustellen. Der Tee nimmt beim ersten Ziehen sehr schnell Farbe an und entwickelt ein typisches, angenehmes, erdiges Aroma. Schlechter Tee bleibt meist hell, auch nach längerem Ziehen. Seine Blätter sind unregelmäßig, unterschiedlich und immer sehr viel größer als die der Klasse 1. Häufig finden sich Stengel und Holzstücke unter den Teeblättern, und sein Aroma ist dumpf, oft sogar abstoßend.

Die deutsche Salus-Schoenenberger-Gruppe hat zwei neue Pu-Erh-Produkte entwickelt: Instant-Tee und Extrakt-Kapseln mit Apfelessig-Pulver von Dr. Dünner. Der Instant-Tee aus ausgesuchtem, kontrolliertem Pu-Erh-Tee ist sehr ergiebig und leicht löslich. Die Kapseln enthalten pro Einheit eine Dosis, die 675 Milligramm Pu-Erh-Tee entspricht. Exzellente Rohware und schonende Spezialverfahren gewährleisten höchste Qualität und Wirksamkeit.

### Qualität mit hochentwickelter Verarbeitungstechnik

Der Ausbau der Verkehrswege und die enorme, noch immer wachsende Entwicklung des Außenhandels haben Produktion und Handel des Pu-Erh-Tees vor neue Herausforderungen gestellt. Im Vergleich zu früheren Zeiten haben sich sowohl Verarbeitungstechnik als auch Endprodukt verändert. Der großblättrige Yunnan Shaiqing (grün getrockneter Tee) wird beispielsweise durch Fermentierung weiterverarbeitet. Als Endprodukte unterscheidet man zudem offenen und gepressten Tee. Hier wurden die Grundlagen traditioneller Verarbeitungstechniken nach modernen wissenschaftlichen Gesichtspunkten weiterentwickelt, und der Pu-Erh-Tee wurde so zu dem erlesenen, hochwertigen Produkt, das er heute darstellt.

***Es ist empfehlenswert, Pu-Erh-Tee bei alteingesessenen, erfahrenen und seriösen Handelshäusern zu kaufen.***

## Die Fertigkeiten chinesischer Teemeister

Eine Tasse heißer, duftender Tee gilt in China nicht nur als wohltuend für den Körper, sondern auch als gesund für die Seele. Wie die Seide, das Porzellan, die Tuschmalerei, die Kalligrafie und die Lyrik ist auch das »richtige« Teetrinken ein wichtiger Bestandteil der chinesischen Kultur. Einen normalen Tee zuzubereiten ist nicht schwer; einen guten Tee zuzubereiten ist aber keineswegs eine einfache Sache. So darf das Wasser nicht zu hart sein, nicht zu lang, aber auch nicht zu kurz gekocht worden sein. Beim Pu-Erh-Tee sollte es 30 Sekunden gekocht haben, dann muss es auf 85 bis maximal 90 °C abgekühlen. Nur mit richtig gekochtem Wasser erreicht der Tee ein Höchstmaß an Duft und Geschmack – und das braucht bei einer richtigen chinesischen Teezeremonie Meisterhände.

Ein Teemeister in China muss über ganz bestimmte Fertigkeiten und Kenntnisse verfügen: Er muss bei Dutzenden von Tees den Namen, die Herkunft und seine Eigenschaften kennen. Er muss mit den unterschiedlichen Formen der Blätter vertraut sein, und er sollte auf den ersten Blick bei dem vor ihm liegenden Tee erkennen, auf welchem Berghang der Teebaum, von dem er stammt, wächst – dem sonnigen oder dem schattigen.

# Über die Wirkung des Pu-Erh-Tees

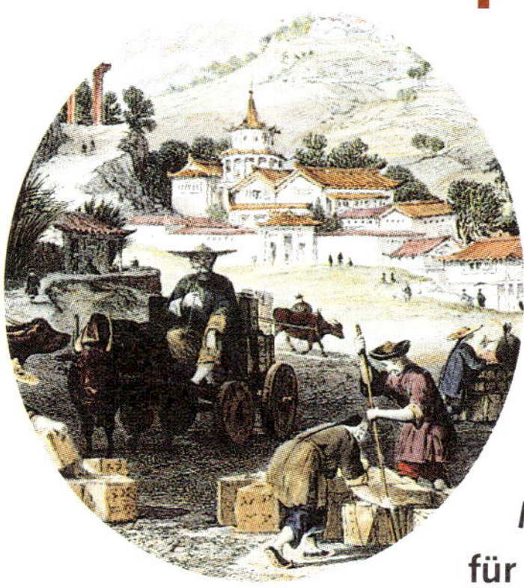

**Pu-Erh-Tee ist der älteste Tee der Welt. Für Teekenner in China gelten seine Spitzensorten als die Besten überhaupt, vor allem der »Tee der Kaiser«. Seit mehr als 1700 Jahren wird Pu-Erh-Tee in Yunnan – dieser einzigartigen Provinz, die über ein riesiges Angebot an hochwirksamen Heilkräutern und Tees verfügt – angebaut und gewonnen, und seit dieser Zeit gilt er für die Menschen in dieser Region als das »segensreiche Getränk für die Gesundheit«.**

Im Laufe der Zeit entwickelte sich ein reger Handel, der den Tee aus den Anbaugebieten in alle Welt transportierte.

## Ein altbewährtes Heilmittel

Bereits in der Tang-Dynastie (618–907) erkannte man den Wert dieses Gesundheitstees, und zunächst nur in der Region begann der Handel mit Pu-Erh-Tee zu erblühen. Zhao Xuemin (1719–1821), ein berühmter Arzt und Pharmazeut während der Qing-Dynastie, schrieb in seinem Buch »Ben Cao Gang Mu Shi Yi», das noch heute für TCM-Ärzte eine wichtige Informationsquelle ist: »Dieser Tee ist wie kein anderer ein wirksamer Feind unnützen und schädlichen Körperfetts. Er unterstützt das Yin und das Yang und schafft so, wenn der Mensch ihn regelmäßig trinkt, ein langes, gesundes Leben.« Zhao Xuemin selbst wurde 102 Jahre alt. Auch er trank sein Leben lang täglich Pu-Erh-Tee.

*In Europa hat der Pu-Erh-Tee noch längst nicht den Bekanntheitsgrad anderer Teesorten, etwa des grünen Tees, erreicht.*

### Aus der Provinz in die ganze Welt

Pu-Erh-Tee ist nicht nur seit Jahrhunderten in Yunnan, sondern inzwischen in ganz China das Gesundheitsgetränk schlechthin. Seine hohe Wertschätzung wird auch durch den Titel »China Native Products Thesaurus« – was »Schatz der chinesischen Nation«

bedeutet – dokumentiert; eine von der Regierung in Beijing vergebene Auszeichnung, die nur nach strengsten Kriterien erteilt wird.

Im Unterschied zu schwarzem fermentiertem oder grünem nichtfermentiertem Tee ist Pu-Erh-Tee ein vom Volksmund so genannter »roter Tee«, wie man ihn derart spezifiziert außerhalb Chinas nicht kennt. Er wird aus den großflächigen, sehr fleischigen Blättern des hauptsächlich in der Provinz Yunnan heimischen Qingmao-Teebaums gewonnen. Auch in Sichuan und anderen Provinzen kommt der Qingmao-Baum vor, doch der »richtige« Pu-Erh-Tee ist ein typisches Produkt des Kräutergartens Yunnan.

*Im Volksmund wird Pu-Erh-Tee auch als »roter Tee« bezeichnet, um ihn vom schwarzen oder grünen Tee zu unterscheiden.*

Inzwischen wird Pu-Erh-Tee in etwas mehr als 20 Länder der Erde exportiert, hat also bei weitem noch nicht die Verbreitung und den Bekanntheitsgrad des grünen Tees. Dabei wird es jedoch sicher nicht bleiben, denn die Wirkung von Pu-Erh-Tee ist spür- und sichtbar. Nicht umsonst wird in immer mehr Werken der aktuellen chinesischen Medizin-Literatur Pu-Erh-Tee als hochwirksames Gesundheitsgetränk gepriesen.

## Die Anwendungspalette des Pu-Erh-Tees

Pu-Erh-Tee, so die Erkenntnis von Medizinern, die sich mit seiner Wirkung beschäftigt haben, ist nicht nur ein wirksames Hilfsmittel bei der Bekämpfung von ernährungsbedingtem Übergewicht, sondern auch generell ein äußerst wirksames und dabei ganz natürliches Entschlackungs- und Entgiftungsgetränk. Besonders wichtig dabei ist, dass Pu-Erh-Tee keinerlei schädliche Nebenwirkungen hat.

*Pu-Erh-Tee besitzt eine erstaunliche Vielzahl von nachgewiesenen medizinischen Heilwirkungen.*

### Pu-Erh-Tee bei Übergewicht

Übergewicht kann durch Pu-Erh-Tee mitunter drastisch reduziert werden, vor allem wie die Testreihen an der Universität

*Vor allem Menschen im mittleren Alter, zwischen 40 und 50 Jahren, können ihr Übergewicht durch Pu-Erh-Tee dauerhaft reduzieren.*

Kunming an mehreren hundert Patienten ergeben haben, bei Menschen im Alter zwischen 40 und 50 Jahren. Doch auch bei Jugendlichen mit ernährungsbedingtem Übergewicht konnte man gute Ergebnisse feststellen. Die Erfolgsquote bei jüngeren Menschen lag bei einzelnen Versuchen bei etwas über 40 Prozent, bei der Gruppe der zwischen 40- und 50jährigen dagegen bei mehr als 80 Prozent.

Bei stark Übergewichtigen wurde in dieser Altersgruppe eine Abnahme des Fettgewebes im Zeitraum von einem Monat von bis zu neun Kilogramm erreicht. Mittelschwere Fälle nahmen im Monat um bis zu 5,8 Kilogramm ab. Leicht Übergewichtige verloren bei einer sanften Diät und der Gabe von Pu-Erh-Tee mindestens 2,8 Kilogramm pro Monat.

Ärzte der Pariser St. Antoine-Klinik testeten an 40 ernährungsbedingt leicht bis schwer übergewichtigen Patienten die Wirkung von Pu-Erh-Tee über vier Wochen und kamen zu folgendem Ergebnis: Bei normaler Ernährungsweise erzielten 35 Patienten, das sind knapp 88 Prozent, gute bis sehr gute Erfolge. Sie bauten in dieser Zeit zwischen 3,2 und 10,8 Kilogramm Fettgewebe ab. Bei knapp 12 Prozent, so die Mediziner aus Paris, habe der Tee nur eine zu vernachlässigende Wirkung gezeigt. Man kann das auf Blockaden des Qi (das Fließen der Lebensenergie) im Körper des jeweiligen Patienten zurückführen, wodurch der Tee seine Wirkung nicht entfalten kann. In diesen Fällen, also bei Menschen, die durch Pu-Erh-Tee nicht oder nur wenig abnehmen, ist es sinnvoll, eine spezielle, zusätzliche Akupunkturtherapie durchzuführen.

*Wenn die Kur mit Pu-Erh-Tee nicht zum erwünschten Erfolg führt, kann man zusätzlich eine Akupunkturbehandlung in Erwägung ziehen.*

## Pu-Erh-Tee und Blutfettwerte

Was in China schon lang bekannt ist, haben die Ärzte der Pariser St. Antoine-Klinik anhand eigener Versuche herausfinden können: Pu-Erh-Tee senkt schädliche Blutfette. Eine Reihe von Patienten erhielt drei Tassen hochwertigen Pu-Erh-Tee pro Tag. Das Ergebnis war erstaunlich: 13 Prozent weniger Blutfett in einem Monat – und das bei allen Patienten.

Bei den 40- bis 50jährigen Patienten wurden nach der Gabe von drei Tassen Pu-Erh-Tee pro Tag nach einem Monat Versuchsdauer bei 34 Prozent hervorragende Ergebnisse festgestellt, bei 33 Prozent der behandelten Personen waren sie noch immer sehr gut. Auch Triglyceride und Harnsäure wurden – in unterschiedlichen Werten, die aber durchweg weit über dem Durchschnitt lagen – bei allen Patienten durch Pu-Erh-Tee gesenkt.

### Pu-Erh-Tee gegen Kater

Pu-Erh-Tee kann, wie es auch historische Aufzeichnungen in China belegen, einen erhöhten Alkoholspiegel im Blut senken. Französische Ärzte stellten bei einem Selbstversuch zudem fest, dass der Genuss von Pu-Erh-Tee sichtlich schnell den Abbau des »Alkohol-Katers« fördert und die damit entstandenen Beschwerden wie Kopfschmerzen und Übelkeit erheblich lindert.

***Gut zu wissen: Eine Behandlung mit Pu-Erh-Tee zieht keinerlei schädliche Nebenwirkungen nach sich.***

## Pu-Erh-Tee als Entgifter

Eine wissenschaftliche Untersuchung vom Kunming Medical Institute, das der Universität der gleichnamigen Provinzhauptstadt untersteht, ergab, dass Pu-Erh-Tee aus Yunnan einen weitaus höheren Heilungseffekt hat als so genannte Clofibrate, also Medikamente, die Lipämie bekämpfen. Lipämie ist eine Krankheit, bei der das Fetteiweiß im Blut krankheitsbedingt erhöht ist, beispielsweise durch Alkoholmissbrauch und dadurch entstehende Lebererkrankungen sowie bei schweren Fällen der Zuckerkrankheit (Diabetes). Lipämie kann in besonders schweren Fällen zu einer Fettembolie führen.

Auch bei einem erhöhten Blutalkoholspiegel wurde bei der Gabe von Pu-Erh-Tee eine Verdoppelung des normalen Abbaus festgestellt. Bei einer gemessenen Blutalkoholkonzentration von 0,74 bis 0,96 Promille nahm jede der Versuchspersonen drei Tassen hochwertigen Pu-Erh-Tee zu sich. Der Alkoholspiegel im Blut war einige Stunden später im Durchschnitt um 0,45 Promille gesunken.

Die regelmäßige Einnahme von Pu-Erh-Tee wirkt sich nicht nur positiv auf das körperliche Wohlbefinden aus, auch das seelische wird nachhaltig beeinflusst.

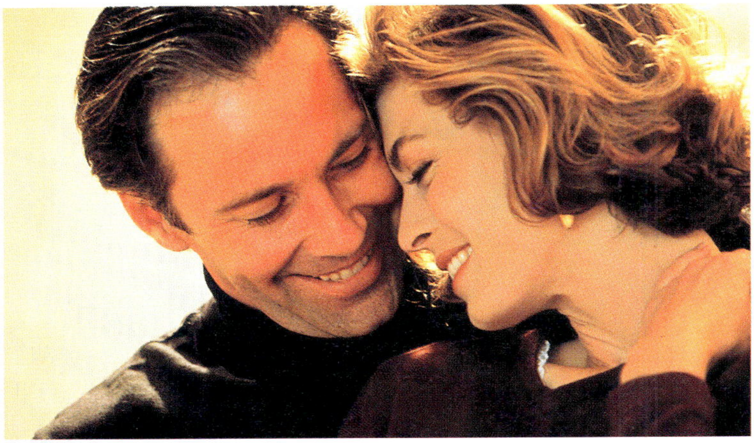

## Pu-Erh-Tee und Infektionskrankheiten

Jüngste Experimente am Kunming Medical Institute ergaben, dass eine medizinische Verabreichung eines Aufgusses aus 100 Gramm Pu-Erh-Teeblättern und 0,7 Liter kochenden Wassers die bakteriellen Erreger der gefährlichen Infektionskrankheit Ruhr abtöten können. Denn Pu-Erh-Tee hemmt das Wachstum und die Vermehrung von Bakterien und kann deshalb als Präventionsmittel nicht nur gegen Ruhr, sondern die unterschiedlichsten Infektionskrankheiten eingesetzt werden.

## Pu-Erh-Tee wirkt ganzheitlich

*Yin und Yang schwingen sich – wie die Traditionelle Chinesische Medizin weiß – durch den Genuss von Pu-Erh-Tee positiv ein.*

Anders als schwarze, stimulierende Tees wirkt Pu-Erh-Tee sanft, aber gründlich. Trotz seiner milden Natur ist er ein unerbittlicher Feind schädlichen, überflüssigen Körperfetts, ein großartiger Reiniger der Blutbahnen und ein Entschlackungs- und Entgiftungskünstler. Er regt die Verdauung ebenso wie die Sekretion der Körperflüssigkeiten an, er vertreibt schlechte Laune und stillt überdies wie kaum ein anderes Getränk den Durst. Kurzum: Yin und Yang schwingen sich durch Pu-Erh-Tee wieder positiv ein.

Im Grunde genommen gibt es nichts Besseres, um dem Körper zu einem lang anhaltenden Wohlgefühl zu verhelfen. Pu-Erh-Tee beeinflusst viele Bereiche des Körpers positiv. Die Gewichtsabnahme, die bei der regelmäßigen Einnahme zu erzielen ist, hat nicht nur Auswirkungen auf das körperliche Befinden – sie unterstützt auch das Selbstwertgefühl, erhöht die Lebensfreude und die Spannkraft, um den Alltag besser bewältigen zu können.

## Tee der Kaiser, die Krönung des Pu-Erh-Tees

宫廷普洱茶

Der »Tee der Kaiser« in Originalschrift.

Der nach Expertenansicht hochwertigste Tee ist der Tee der Kaiser oder, wie er ehrfurchtsvoll im Volksmund auch genannt wird, der »Hoftee«. Dieser besondere Pu-Erh-Tee wurde den Kaisern von Vertretern des chinesischen Adels als Tribut übergeben, als ein Zeichen der Unterwerfung und der Bitte um Gewogenheit.

In den Feudalzeiten Chinas war der Tee der Kaiser strikt den Herrschenden vorbehalten. Bei Androhung der Todesstrafe war es den Menschen verboten, dieses Wunder der Natur, das in äußerst geringen Mengen in rund 2000 Metern Höhe im Hochland von Yunnan wächst, nur zu berühren, geschweige denn von ihm zu kosten.

Vom Tee der Kaiser wird heutzutage pro Jahr nur eine einzige Tonne geerntet und produziert, also ganze 1000 Kilogramm. Er wird von ganz seltenen, uralten Exemplaren des Qingmao-Baums von Hand gewonnen und von Hand weiterverarbeitet.

### Ein kaum erschwinglicher Luxus

Heute überreicht die Regierung in Beijing den Tee der Kaiser hohen Staatsgästen gern als wertvolles Präsent. Auch wenn er für zahlungskräftige Kunden hin und wieder in ganz wenigen, ausgesuchten Fachgeschäften erhältlich ist, hat er dennoch seine Tradition als das Getränk der Mächtigen beibehalten. Und das natürlich auch aus einem weiteren Grund: Für normale Chinesen ist dieser Tee unerschwinglich, denn allein eine Packung von ihm, eingehüllt in blauen Samtstoff, verschlingt in China mehr als drei durchschnittliche Monatsgehälter.

*Bis zur Machtübernahme Mao Tse-tungs im Jahr 1949 war es den Menschen in Yunnan strengstens verboten, den Tee der Kaiser zu berühren.*

## Gesteigerte Wirkkraft

*Durch seine außerordentlichen Qualitätsmerkmale trägt der Tee der Kaiser bereits in geringen Dosen zu einer starken Förderung des Stoffwechsels bei.*

Die Kaiser tranken auf den Rat ihrer Leibärzte das unvergleichlich aromatische Getränk besonders zur Vorbeugung gegen Krankheiten und zur Steigerung ihrer körperlichen Abwehrkräfte. Wie schon handelsüblicher Pu-Erh-Tee hat der Tee der Kaiser, ganz gering dosiert, eine stark stoffwechselfördernde Wirkung. Die Werte, die bei den handelsüblichen Pu-Erh-Tees genannt wurden, übertrifft dieser Tee nochmals: Einige Adipositas-Patienten, die am Kunming Medical Institute ausschließlich mit dem Tee der Kaiser behandelt wurden, verloren in einem Monat bis zu 18,3 Kilogamm Übergewicht.
Ferner schwemme er, so ein Sprecher des Instituts, noch intensiver als normale Pu-Erh-Tees Giftstoffe aus dem Körper und reinige ihn »fast über Nacht« von möglichen Krankheitserregern.

## Ausgleich der Körperenergien

*In Europa ist der Tee der Kaiser, der als hochwertigster Tee der Welt gilt, nur sehr schwer erhältlich.*

TCM-Ärzte sagen dem Tee der Kaiser außerdem nach, dass er wie kein anderes Naturmittel für einen spürbaren Ausgleich zwischen Yin und Yang sorgt und somit, wenn man ihn regelmäßig trinkt, die Gesundheit stark stabilisiert. Es heißt sogar, dass ein Mensch, der diesen Tee regelmäßig trinkt, auch äußerlich schöner wird, dass sein Geist beflügelt und sein Denken vertieft wird. Er regt auf unvergleichliche Weise den Fluss der Energie im Körper an, das Qi, und bestätigt die uralte Erkenntnis: »Ein Mensch, dessen Qi in geordneten Bahnen fließt, weil Yin und Yang ausgeglichen sind, kann gar nicht krank werden.«

# Was Sie beim Pu-Erh-Tee beachten müssen

Pu-Erh-Tee wird auch in Europa in unterschiedlichen Qualitätsstufen angeboten. Oft werden die Qualitätsstufen des Tees auf der Packung gar nicht angegeben, weil der Tee von vielen Einzelhändlern bei europäischen Großimporteuren bezogen wird, die von Spielzeug bis Textilien alles einführen, was sich in Europa vermarkten lässt, und die ihrerseits ihren Tee, oft aus naheliegenden Gründen, nicht nach Qualitätsstufen einordnen. Es ist deshalb ratsam, sich an erfahrene, alt eingesessene Spezialanbieter und -versender zu halten, die sehr gezielt den besten Tee in China einkaufen und die auch Auskunft über die Qualitätsstufe ihrer Sorten geben. Faustregel: Hochwertiger Pu-Erh-Tee ist immer relativ teuer, in der Regel kosten 100 Gramm Tee Klasse 1 mindestens DM 29,– / sFr 28,– / öS 200,–. Allerdings relativiert sich dieser Preis, weil diese hochwertigen Tees viel ergiebiger und wirksamer sind als billige Sorten.

### Lagerung des Tees

Pu-Erh-Tee sollte man zwar immer allein lagern, so dass er nicht durch die Gerüche oder Aromen anderer Lebensmittel beeinträchtigt wird, aber auf keinen Fall hermetisch versiegelt. Denn der Tee muss »atmen« können, wie man sagt.

## Wie Sie Pu-Erh-Tee behandeln sollten

Brühen Sie Pu-Erh-Tee niemals auf Vorrat auf. Seine Gerbstoffe verdichten sich bei längerer Stehzeit, so dass die Wirkung des Tees ins Gegenteil verkehrt werden kann. Das bedeutet, dass er statt zu entschlacken verstopft und seine gesundheitlich günstigen Wirkungen stark vermindert werden. Nehmen Sie sich die Zeit, jede Tasse neu aufzubrühen, verwenden Sie, wenn überhaupt, dann ein Teesieb aus Porzellan oder Stoff, niemals jedoch Metall, weil das Metall den Energiegehalt und die biologischen Informationen des Tees nachteilig verändern oder beeinträchtigen kann. Benutzen Sie auch nie Teegeschirr aus Metall, sondern immer Porzellan. Hier gilt: Je feiner das Porzellan, desto besser.

***Die Behälter, in denen man Tee aufbewahrt, sollten gut verschließbar sein, und ausschließlich für Tee verwendet werden.***

## So gießen Sie Pu-Erh-Tee richtig auf

Ein halber Teelöffel der losen Teeblätter kann bis zu viermal mit nicht mehr kochendem Wasser (etwa 85 °C) in der Tasse aufgegossen werden. 20 Sekunden beim ersten Aufguss, 30 Sekunden beim zweiten Aufguss, eine Minute beim dritten und eineinhalb Minuten beim vierten Aufguss ziehen lassen. Drei bis fünf Tassen am Tag (je ¼ Liter) sollten Sie Ihrer Gesundheit zuliebe mindestens trinken. Und bei Diäten, außer mineralsalzarmem Wasser, nichts anderes.

## Wie alt sollte Pu-Erh-Tee sein?

*In Spezialgeschäften beispielsweise in Hongkong werden sehr alte Tees zu Fantasiepreisen gehandelt – wie alter Cognac oder alter, seltener Bordeaux.*

Es gibt hochklassige Pu-Erh-Tees, die zwei Jahre, 20 Jahre oder sogar 60 Jahre alt sind. Sie alle entwickeln ein typisches Aroma, das entfernt an feuchte, fruchtbare Erde erinnert, manchmal sogar an »Kuhstall«. Ihre Farbe ist rotbraun.
Eines ist jedoch längst erwiesen: Diese alten Tees unterscheiden sich in ihrer Wirkungsweise nicht von jüngeren Pu-Erh-Tees, obwohl das immer wieder behauptet wird. Untersuchungen an zwei chinesischen Universitäten (Kunming und Beijing) sowie an einem japanischen medizinischen Institut in Tokio haben unabhängig voneinander ergeben: Zwei Jahre alter Pu-Erh-Tee der besten Kategorie reduziert einen zu hohen Cholesterinspiegel ebenso sicher wie 20 Jahre alter. Und: Er eignet sich für Menschen mit schwacher Konstitution ebenso wie für Menschen mit einer starken, ebenso für Jung und Alt.

## Das Teeset: Keramik oder Porzellan

*Erst im Laufe der Zeit verwendeten die Chinesen besonderes Geschirr für Tee – anfangs tranken sie ihn einfach aus ihren Reisschalen.*

Vor der Tang-Dynastie (618–906) machte man noch keine Unterschiede zwischen einer Teeschale zum Trinken und einer Reisschale zum Essen. Schale war Schale, es wurde dasselbe Geschirr benutzt. Das klassische chinesische Teeset wurde erst während der Tang-Dynastie vom »Teegott« Lu-yu erfunden. Es umfasste 28 verschiedene Geräte zu verschiedenen Zwecken. Lu-yu, ein Arzt, verfasste auch »Das Standardbuch vom Tee«. In der Ming-Dynastie (1368– 1644) hatte Kaiser Zhu Yuan-zhang für die Produktion des typischen Teesets eigens in einer Kleinstadt in Südchina eine Porzellanmanufaktur bauen lassen. Später entwickelte man das Teeset aus Keramik.

Für Pu-Erh-Tee ist eine Deckeltasse aus Keramik oder chinesischem Porzellan mit etwa einem Viertelliter Inhalt das ideale Geschirr.

### Das Wasser aus »den Himmelsquellen«

Tee ist das Getränk der Seele, und Wasser ist die Quelle des Lebens. »Teegott« Lu-yu nahm immer das Wasser aus »den Himmelsquellen«, das Schnee- oder das frische Regenwasser. In der alten Zeit stellte man hohe Anforderungen an das Wasser: Es musste klar sein, leicht süßlich schmecken, fließend und weich. Mit weichem Wasser gekochter Tee, so wusste man, hat eine helle, leuchtende Farbe und einen herrlichen, frischen Duft. Mit hartem Wasser dagegen bekam der Tee eine dunkle Färbung, und er schmeckte bitter, betäubend. Auch heute noch gilt: Das Wasser muss, bevor es gekocht wird, kalt sein. Am besten ist Eis- oder Schneewasser im Winter, im Sommer dagegen frisch aufgefangenes, filtriertes Regenwasser.

## Praktische Haushaltstipps mit Pu-Erh-Tee

*Gebrauchte und getrocknete Pu-Erh-Teeblätter sind ein einfaches und völlig unschädliches Putzmittel.*

- Um störende Gerüche aus dem Kühlschrank zu vertreiben, fülle man ein Schälchen mit trocken gewordenen, ausgelaugten Pu-Erh-Teeblättern und stelle es offen in den Kühlschrank. Nach kurzer Zeit sind die Gerüche verschwunden.
- Um Schuhe frisch zu halten oder von schlechten Gerüchen zu befreien, fülle man bereits verbrauchte, getrocknete Pu-Erh-Teeblätter in Leinen- oder Baumwollsäckchen und stopfe die über Nacht in die Schuhe. Am nächsten Morgen riechen sie wie neu.
- Um eingebrannte Töpfe oder Pfannen zu reinigen, verfahre man ebenso: Verbrauchte, getrocknete Pu-Erh-Teeblätter in Säckchen füllen, mit heißem Wasser befeuchten und die Töpfe oder Pfannen damit schrubben.
- Um Hühnersuppe besonders aromatisch zu machen, koche man das Suppenhuhn nicht in Wasser, sondern in einem dünn aufgegossenen Pu-Erh-Tee.

# Klassische Anwendungen des Pu-Erh-Tees

**Über Jahrhunderte habe die Chinesen die Wirkung des Pu-Erh-Tees schätzen gelernt und ihn auf vielfältige und nützliche Weise anzuwenden gewusst. Die Palette der Anwendungen ist sehr breit, vor allem im medizinischen Bereich, dem daher ein eigenes Kapitel gewidmet ist. Daneben gibt es aber noch andere, teilweise recht verblüffende Anwendungsweisen dieses unglaublich vielseitigen Tees. Einige dieser besonderen Mischungen werden eingehend im folgenden Kapitel behandelt.**

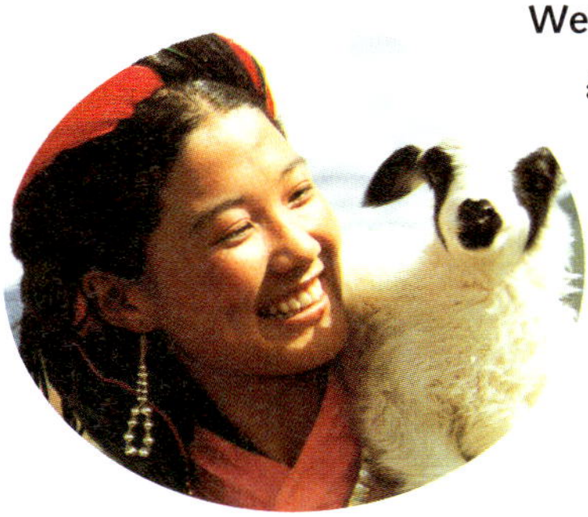

**Bis heute ist für die Menschen ein Leben im Einklang mit der Natur und allen Lebewesen von großer Bedeutung.**

## Jungbrunnen nicht nur für Kaiserinnen: Baden in Pu-Erh-Tee

Kleopatra badete, das überliefern die Geschichtsschreiber, täglich in Eselsmilch. Für mongolische Herrscher war das regelmäßige Bad in Stutenmilch ein Garant für Gesundheit und ein langes Leben. Und für die Kaiserinnen in China galt, was auch moderne Frauen in China heutzutage wiederentdeckt haben: Ein Bad in Tee wirkt wie ein Jungbrunnen. Nicht nur für die Haut, sondern auch für das Wohlergehen und die Harmonie von Körper und Seele. Und außerdem als Vorbeugung gegen zahlreiche Beschwerden und Krankheiten.

*Wahre Schönheit – so sagt schon der Volksmund – kommt von innen, aus einem gesunden Körper.*

Besonders beliebt war bei den Kaiserinnen im alten China – wie man aus zahlreichen Überlieferungen weiß – der Tee vom Qingmao-Baum, also der Pu-Erh-Tee. Auf damals noch sehr beschwerlichen Routen wurde dieser Tee über 4000 Kilometer weit in die »Hauptstadt des Nordens« (so heißt Peking/Beijing wörtlich übersetzt) transportiert, wo er sodann vom kaiserlichen Hof mit purem Silber aufgewogen wurde.

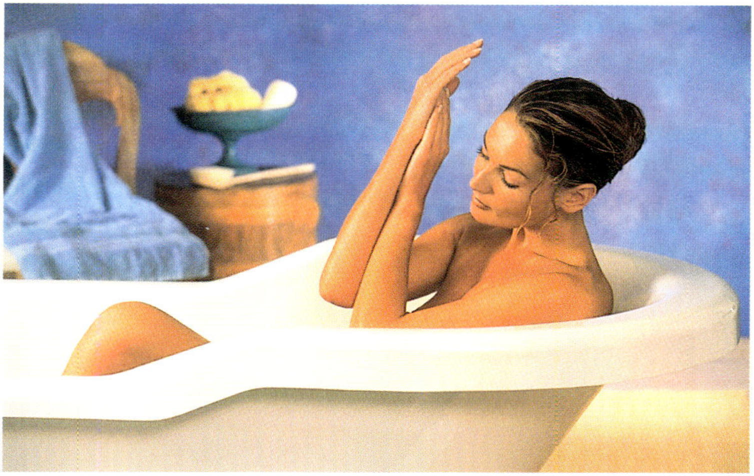

Ein Teebad entspannt, pflegt die Haut und steigert das körperliche und seelische Wohlbefinden.

## Eine wieder entdeckte Rezeptur

Über das Rezept der Kaiserinnen wurde in letzter Zeit in den chinesischen Medien immer wieder berichtet. Sie ließen von ihren Dienern 50 Gramm der Pu-Erh-Teeblätter mit kochendem Wasser aus einer ganz bestimmten Quelle, die besonders reines Wasser lieferte, aufkochen. 15 Minuten lang musste der Tee für das Bad ziehen. Dann wurde dieser starke Sud einschließlich der Teeblätter dem heißen Badewasser (pro Bad etwa 300 Liter) beigemischt und gut verrührt. Die Kaiserinnen legten sich dann vor dem Schlafengehen eine halbe Stunde in dieses wohltuende Bad und tranken währenddessen in kleinen Schlucken zwei Tassen dieses Tees.

Wie die Kaiserinnen früher machen es heute moderne chinesische Frauen, die auf ihre Gesundheit und Schönheit achten.

*Auch in der Schönheitspflege kann Pu-Erh-Tee gute Dienste leisten, was bereits die chinesischen Kaiserinnen wussten, die gerne darin badeten.*

# Pu-Erh-Tee gegen Fältchen

Chinesische Frauen greifen in jüngster Zeit immer mehr auf traditionelle Hausrezepte zurück, unter anderem auch auf das alte Wundermittel Tee. Tee wird verwendet für Wohlfühl- und Ent-

*Wirksamer als manche teure, chemisch hergestellte Creme: Kompressen mit feuchten Pu-Erh-Teeblättern.*

spannungsbäder, zur Harmonisierung von Yin und Yang – und auch für die Schönheitspflege. Feuchte Pu-Erh-Teeblätter, in einem kleinen Leinensäckchen als Kompresse auf die Augenfalten gelegt, kann wahre Wunder bewirken. Zehn Minuten lang einwirken lassen, abnehmen, dann die Augenfalten mit Mandelöl sanft einreiben und etwa zehn Minuten lang nachwirken lassen. Das Ergebnis ist verblüffend: Schon nach wenigen Wochen dieser gezielten, regelmäßigen Anwendung zeigt sich der Erfolg: Die Falten verringern sich nach und nach, weil die im Tee enthaltenen Gerbstoffe (Tannine) eine adstringierende (zusammenziehende) Wirkung auf das Gewebe und die Blutgefäße haben.

### Wertvolle Inhaltsstoffe

Was die Kaiserinnen nicht wussten, aber durch die moderne chinesische Wissenschaft inzwischen hinreichend belegt ist: Pu-Erh-Tee hat nachweislich einen außergewöhnlich hohen Anteil an Spurenelementen, Mineralien und Vitaminen.

## Pu-Erh-Tee für die Schönheit der Konkubinen

*Moderne Frauen auf der ganzen Welt entdecken uralte Schönheitsmittel wieder – so auch den chinesischen Pu-Erh-Tee.*

Die 6000 Konkubinen der Kaiser von China waren über den Lauf der Jahrtausende die schönsten und begehrenswertesten Frauen im Reich der Mitte. Ihnen standen unbegrenzt Schönheitsmittel aus allen Ländern zur Verfügung: Salben, Cremes, Hautöle, kostbare Spezereien. Das wichtigste Mittel zu ihrer Körper- und Hautpflege aber wuchs im Lande selbst: Tee. Die Blätter des Qingmao-Baums wurden zehn Minuten lang gekocht, dann ließ man den Sud kalt werden. Mit einem kleingeschnittenen Bambusblatt trug man den Sud des Pu-Erh-Tees auf Gesicht, Arme und Beine auf, ließ ihn fünf Minuten lang einziehen und wusch das Ganze langsam und sorgfältig wieder ab. Die Haut bekam durch die Behandlung genügend Feuchtigkeit und wurde dadurch zart, weich und von schädlichen Ablagerungen gereinigt. Direkte Sonnenbestrahlung allerdings sollte man während und unmittelbar nach dieser Schönheitsbehandlung meiden.

### »Sagenhafte« Schönheit

In China erzählt man sich gern die Legende von der Geliebten des Kaisers Xuan Zong, die mit den anderen Konkubinen im Palast eine Wette darüber abschloss, dass sie binnen kürzester Zeit die schönste Haut von allen besitze. Die Konkubine tat Folgendes: Sie mischte ihren Pu-Erh-Tee mit zermahlenen Perlen und trank davon. Schon nach drei Tagen war ihre Haut frei von allen Unreinheiten, sie war weiß, weich und wunderschön. Seitdem wird Pu-Erh-Tee in ganz China auch heute noch in zahlreichen Mischungen äußerlich wie innerlich zu kosmetischen Zwecken eingesetzt.

*Die Geliebte des Kaisers Xuan Zong soll auf Anraten des kaiserlichen Leibarztes einen Trank aus Pu-Erh-Tee und zermahlenen Perlen zubereitet haben, der ihr zu traumhaft schöner Haut verhalf.*

## Eine Mischung, wenn die Liebe müde wird

Pu-Erh-Tee wird meistens pur angeboten, Mischungen mit anderen Inhaltsstoffen sind äußerst selten. Die einzige Mischung mit Pu-Erh-Tee als wichtigstem Bestandteil, die seit Jahrhunderten in China große Bedeutung hat, ist der so genannte »Acht-Schätze-Tee«. Sein Anwendungsgebiet ist so alt wie die Menschheit: Je älter die Menschen an Jahren werden, desto mehr nimmt ihre Liebeskraft und -lust ab. Bewegt hat dieses Problem wohl jeden menschlichen Zivilisationskreis. Und überall gibt es Geheimrezepte, die den Verfall der Liebeskraft aufhalten sollen.
Oft sind diese Rezepturen eher dem mystischen Bereich zuzurechnen – anders in China. Hier hat die Traditionelle Chinesische Medizin über Jahrtausende festgehalten, was gut für den Mann und seine Potenz und für die Frau und ihre Libido ist.

### Pu-Erh-Tee in den »acht Schätzen«

Aus »Acht Schätzen« braut man im lebenslustigen Yunnan einen Trank, dem besonders starke Wirkung nachgesagt wird. Solche Tees wurden bislang von Ärzten in China liebesmüden Ehepaaren im Einzelfall diskret zusammengemischt, denn in der Ver-

*Die Traditionelle Chinesische Medizin hat sich schon früh mit Mitteln beschäftigt, die dem Nachlassen der Liebeskraft entgegenwirken sollten.*

gangenheit hätte es niemand gewagt, diesen Tee in den Medien zu propagieren und für eine breite Allgemeinheit herzustellen. Anders der angesehene Arzt für Traditionelle Chinesische Medizin, Professor Dr. Li Kun. Er präsentierte vor wenigen Jahren den »Eight Treasures Tea« (Acht-Schätze-Tee) als fertige Mischung. Und erstmals, so betonte er, sei eine Mixtur gefunden worden, die ein so breites Wirkungsfeld habe, dass man in den meisten Fällen auf individuelle Mischungen verzichten könne.

### Eine erstaunliche Wirkung

Auch im modernen China ist dieser Vorstoß eine kleine Sensation: Schließlich »gehört« es sich nach wie vor nicht, offen über Sexualprobleme zu sprechen. Doch in Yunnan war das schon immer ein bisschen anders: Die lebenslustigen Menschen dort nahmen noch nie ein Blatt vor den Mund, wenn es um den Austausch von Informationen ging, die einem weiterhelfen – in welcher Beziehung auch immer. In den nördlicheren Regionen Chinas dagegen sprach man immer nur hinter vorgehaltener Hand über diese geheimnisvolle Teemischung.

八
宝
茶

In drei Zeichen umschrieben: der »Acht-Schätze-Tee«.

### Pu-Erh-Tee hat unterschiedliche Qualitätsstufen

Wichtigster Produzent von Pu-Erh-Tee ist die staatliche Yunnan Tea Branch of China, die in den Städten Xiaguan, Menghai und Kunming die bedeutendsten Produktionsstätten für Pu-Erh-Tee unterhält. Staatlich eingeteilte Qualitätsstufen von 1 bis 10 werden unterschieden, die besten und teuersten gehören zur Qualitätsstufe 1, haben ein äußerst feines Aroma und den höchsten Wirkungsgrad. Wie die Qualitätsstufe »superior«, die allein dem »Tee der Kaiser« vorbehalten ist, werden sie ausschließlich als Teeblätter verpackt, während die billigeren oft in gepresster Form als rechteckige oder kreisförmige Ziegel oder Nester angeboten werden. Die billigeren Pu-Erh-Tees sind weniger aromatisch, haben weniger Wirkstoffe und sind deshalb auch in ihrer Wirkung schwächer.

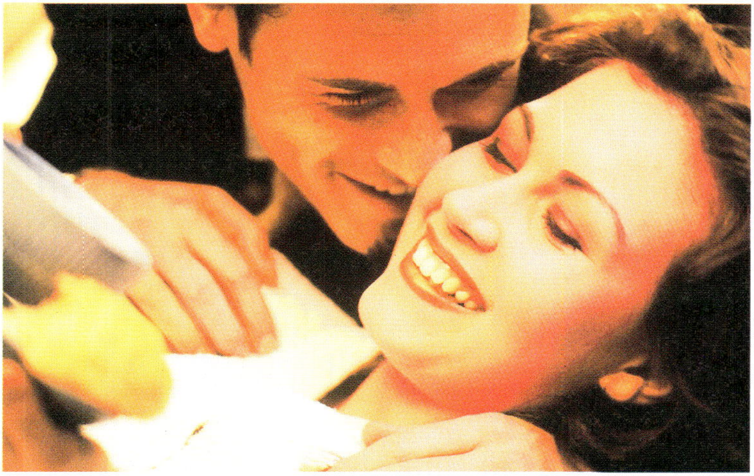

Zahlreich sind die überlieferten Rezepte, die der schwindenden Liebeslust Einhalt gebieten sollen.

## Inhaltsstoffe des Acht-Schätze-Tees

Acht Kräuter, Blüten und Früchte, die nach einer genauen Vorgabe abgewogen werden, enthält dieser Tee, der in Portionsbeutel abgefüllt wird. Es handelt sich dabei um spezielle Gewächse aus der Provinz Yunnan, von denen einige Verwandte auch in Europa und Amerika bekannt sind. Nur: Der energetische Gehalt der Pflanzen im unberührten Kräutergarten Yunnan ist weitaus höher als der europäischer oder amerikanischer Pflanzen, die durch mannigfache Umweltbelastungen jeglicher Art geschwächt oder sogar wirkungslos sind.

Zu den Zeiten der kaiserlichen Dynastien war der Acht-Schätze-Tee beim Adel tägliches Getränk. Li Shi, der berühmteste Naturwissenschaftler im mittelalterlichen China, schrieb in seinem »Naturkundebuch«, das auch heute in China noch große Bedeutung hat: »Aus acht Zutaten entsteht ein Naturwunder, und nirgendwo auf der Welt gibt es etwas Vergleichbares. Wenn die Manneskraft nachlässt und bei der Frau die Liebeslust, dann muss ein sich liebendes Paar den Tee aus acht Schätzen trinken. Es gibt kein gesünderes und wirksameres natürliches Anregungsmittel, das dem Mann seine jugendliche Stärke und der Frau ihre Lust zurückbringt.«

*Am kaiserlichen Hof war der Acht-Schätze-Tee ein begehrtes Getränk, da viele Adelige eine große Anzahl von Konkubinen hatten.*

*Insgesamt acht verschiedene Kräuter, Blüten und Früchte werden in einem bestimmtem Verhältnis zum Acht-Schätze-Tee gemischt.*

## Wirkungen des Acht-Schätze-Tees

Dem Acht-Schätze-Tee wird von den Ärzten für Traditionelle Chinesische Medizin (TCM) noch mehr an wundersamer Wirkung nachgesagt:

- Man fühlt sich schon nach den ersten Tassen klarer im Kopf, schneller im Denken. Ferner wirkt der Tee positiv auf die Haut.
- Bereits nach einer kurzen Anwendungszeit sieht und hört man wieder viel besser.
- Er hilft bei andauernder Müdigkeit.
- Der Tee bringt dem, der ihn trinkt, einen Teil seiner Jugend zurück.
- Dieser Tee ist Garant für ein langes, gesundes Leben, weil er Yin und Yang wieder ins richtige Lot bringt.
- Das Qi, die Lebensenergie, beginnt wieder, richtig zu fließen. Das wirkt sich immer auch auf die Liebe aus.

Der Acht-Schätze-Tee besteht aus den nachfolgenden Schätzen der Natur:

*Was lange nur hinter vorgehaltener Hand ausgetauscht wurde, ist heute allgemein zugänglich: das Rezept für den legendären Acht-Schätze-Tee.*

### 1. Pu-Erh-Tee der ersten Qualitätsstufe

Der Tee schwingt Yin und Yang harmonisch ein, bringt so das Qi in Fluss und sorgt dafür, dass schädliche Stoffe aus dem Körper ausgeschieden werden. Pu-Erh-Tee senkt überdies den Cholesterinspiegel, ist hilfreich bei der Abnahme von Übergewicht, stärkt die Leber und bringt auf diese Weise den menschlichen Körper wieder »auf Vordermann«.

### 2. Die saure Bergdattel

In China wird die Bergdattel »Shan Zu Yu« genannt. Sie kommt ausschließlich im Bergland Yunnans vor, blüht bereits im Frühjahr, trägt aber erst im Spätherbst bis Winter saure Früchte. Für die Chinesen hat die saure Bergdattel die besondere »Qualität der Zähigkeit« und gilt deshalb als eines der natürlichsten Mittel für ein ausgesprochen gesundes, langes Leben und vor allem für eine bis ins hohe Alter ausgefüllte Sexualität.

### 3. Die Walnuss

Chinesisch »Hutao«. Sie erhöht die Potenz, kräftigt den ganzen Körper und wirkt positiv auf Nieren und Lunge. In einer Abkochung wird sie in der Traditionellen Chinesischen Medizin bei vorzeitigem Samenerguss, Impotenz, aber auch bei Verstopfung, starkem Harndrang und Schwäche in den Beinen angewandt.

### 4. Die Litschi

Chinesisch »Li Zhi«, auch »China-Stachelbeere«, wurde schon vor Jahrtausenden in den Provinzen Yunnan und Fukien geerntet. Ihr Fruchtfleisch ist besänftigend bei »zu viel Feuer« und wird auch als medizinische Zubereitung bei männlichen Patienten angewandt, die unter »kurzer Liebe« leiden. Ferner wirkt sie hustenstillend und positiv auf geschwollene Drüsen. Auch Rinde, Blatt, Blüte und Samen haben in der Traditionellen Chinesischen Medizin eine wichtige Bedeutung: Medikamente aus diesen Teilen der Pflanze werden zur Beruhigung bei Koliken und Angina eingesetzt.

***Acht-Schätze-Tee finden Sie in gut sortierten Apotheken (eventuell auf Bestellung) sowie im spezialisierten Fach- und Versandhandel.***

### 5. Die Kirsche

Im Reich der Mitte ist die Kirsche, chinesisch »Mao Ying Tao«, erheblich kleiner als ihre in Europa vorkommenden Verwandten. Im alten China hieß sie »Vogel-Pfirsich«, am weitesten verbreitet ist in Yunnan die wild vorkommende Filz- oder Hügelkirsche, die von den Bauern auch kultiviert wird. TCM-Experten sagen ihr eine leichte bis, je nach Herkunft, sogar stark aphrodisiakische Wirkung nach. Die wild wachsenden Kirschen aus dem Bergland von Yunnan gelten als die wirkungsvollsten. Und nur sie finden beim Acht-Schätze-Tee Verwendung.

### 6. Die wilde Berg-Chrysantheme

Chinesisch heißt die Pflanze »Ye Yu« und wächst ebenfalls in ihrer reinsten Form in Yunnan. Sie wirkt abkühlend, senkt zu hohen Blutdruck, beruhigt die Nerven, verbessert die Sehkraft und hilft, Verdauungsstörungen zu beseitigen, somit den Stoffwechsel anzuregen, den gesamten Körper zu entgiften und die Haut zu harmonisieren. Bei ständigen Schwindelgefühlen und Kopfschmerzen, die aufgrund von Leberschädigungen entstehen, ist sie ein bewährtes Naturheilmittel der Traditionellen Chinesischen Medizin.

## 7. Die Aprikose

»Xing Ren« ist eine Aprikose, die außerhalb Yunnans in ähnlicher Qualität nur noch in Nordostchina vorkommt. Aus ihrem Kerninneren wird eine Substanz gewonnen, die der Volksmund »Frucht der unerschöpflichen Liebeskraft« nennt.

Unverzichtbar in der asiatischen Küche und im Naturheilgarten: die Ginsengwurzel.

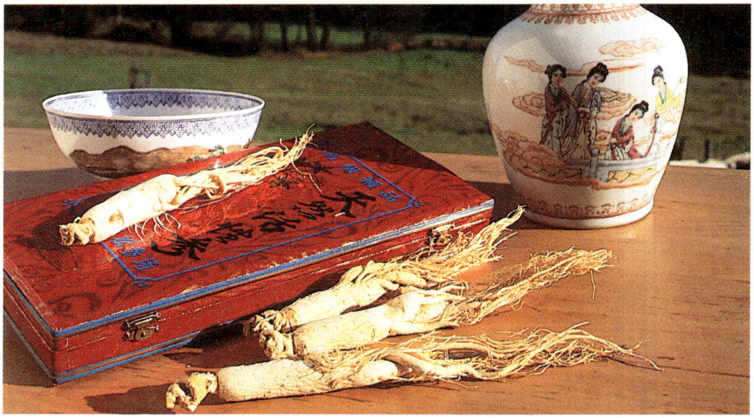

## 8. Die Ginsengwurzel

*Übrigens: Acht-Schätze-Tee wird im Gegensatz zum reinen Pu-Erh-Tee gesüßt getrunken.*

Schließlich gehören zum Acht-Schätze-Tee klein gehackte, leicht geschmorte Ginsengwurzeln. Ginseng wirkt sich positiv auf den Blutdruck sowie den Blutzuckerspiegel aus und fördert – das ist auch in der westlichen Medizin bekannt – bei Frau wie Mann die Ausschüttung der Sexualhormone. Er erhöht die Widerstandsfähigkeit gegenüber Stress und unterstützt und verstärkt die Wirkungskraft anderer Heilmittel, die zusammen mit Ginseng eingenommen werden. Ginseng enthält die Vitamine B1, B2, B12 sowie die Spurenelemente Eisen, Kieselsäure, Kobalt, Kupfer, Magnesium, Phosphor und Schwefel.

## Der importierte Acht-Schätze-Tee

Inzwischen wird der Acht-Schätze-Tee auch in Europa angeboten. In manchen Apotheken, bei Teefachhändlern und -versendern (Adressen siehe Anhang auf Seite 109) gibt es Tee-Packungen mit zehn Beuteln, denen zudem Kandiszucker zum Süßen des Tees beigemischt ist. Außerdem gibt es eine Monatskur, die 30 Beutel enthält und sicherlich die bessere Alternative darstellt. Denn bei ihr ist kein Zucker enthalten, so dass man diesen Tee nach eigenem Geschmack mehr oder minder süßen kann. Acht-Schätze-Tee ist übrigens einer der ganz wenigen China-Tees, die man gesüßt trinkt. Ein Beutel aus der 30er Packung reicht für einen ganzen Tag. Und so wird er angewandt: Den Beutel öffnen und den Inhalt in eine große Teetasse (¼ Liter) geben. Am besten ist eine chinesische Teetasse mit Deckel. Mit fast siedendem Wasser aufgießen und rund vier Minuten ziehen lassen, dann den Tee in kleinen Schlucken trinken. Sie können diese Mischung so oft aufgießen, wie Sie möchten, aber bitte nicht durch ein Teesieb. Die Kräuter, Blüten und Früchte müssen frei in der Tasse schwimmen und ihre Wirkstoffe abgeben können. Auch nach dem zehnten Aufguss entwickelt der Tee noch Wirkung, doch sollten Sie den Tee nicht über Nacht trocknen lassen, sondern am nächsten Tag einen neuen Beutel verwenden.

Während der Monatskur sollten Sie möglichst auf Alkohol und Nikotin verzichten und schwere, fettreiche Speisen meiden.

***Bei der Zubereitung des Acht-Schätze-Tees darauf achten, dass die einzelnen Bestandteile frei in der Tasse schwimmen.***

### Die wichtigsten Anwendungsgebiete des Acht-Schätze-Tees

- Bei nachlassender Libido
- Bei nachlassender Manneskraft
- Zur Anregung der Ausschüttung von Sexualhormonen
- Bei vorzeitigem Samenerguss
- Bei starkem Harndrang
- Bei chronischer und akuter Verstopfung
- Bei erhöhtem Blutdruck
- Zur Stärkung von Hör- und Sehvermögen
- Zur allgemeinen Anregung des Stoffwechsels

# Chinesische Küchenklassiker

Tee-Eier sind eine typische Vorspeise, ein Zwischengang in einem Menü oder ein kleiner Imbiss, den man in China gern auch einmal zwischendurch isst. Marmorierte Eier sind eine chinesische Spezialität, die man im ganzen Land kennt. Um die Eier auf diese charakteristische Weise zu kochen, kann man jeden dunklen Tee nehmen, am besten eignet sich jedoch Pu-Erh-Tee.

## MARMORIERTE PU-ERH-TEE-EIER

*12 große Hühner- oder Enteneier · 1 ½ TL Meersalz zum Kochen*
*1 Prise Meersalz zum Servieren*
*3 EL Pu-Erh-Tee-Blätter · 2 EL dunkle Sojasauce*
*2 zerkleinerte Stücke Sternanis · 2 Zimtstangen*

*Marmorierte Tee-Eier werden in China gerne und zu vielen Gelegenheiten gegessen. Besonders gesund ist dieses Gericht, wenn die Eier in Pu-Erh-Tee gekocht werden.*

Die Eier in einen ausreichend großen Topf geben und mit kaltem Wasser auffüllen, bis die Eier ganz bedeckt sind. Das Meersalz hinzugeben, den Topf auf eine Herdplatte stellen und langsam erwärmen, bis das Eierwasser kocht. Die Eier leicht simmernd fünf Minuten kochen lassen. Anschließend die Eier vorsichtig in einem anderen Topf mit genügend eiskaltem Wasser ablöschen, das Kochwasser mit dem Meersalz jedoch im Kochtopf belassen. Die Eier abkühlen lassen, bis sie kalt genug sind, um sie wie folgt zu behandeln:
Aus dem Wasser herausnehmen, auf ein dickes Handtuch legen (am besten ein Frottiertuch) und mit einem Löffel leicht auf die Schale klopfen, dass sie zwar feine Brüche bekommt, jedoch nicht abfällt.
Jetzt die Teeblätter, die Sojasauce, den Sternanis und die Zimtstangen in das Kochwasser geben, in dem die Eier gegart worden sind. Wieder aufkochen lassen. Nach dem Erreichen des Siedepunkts auf kleine Hitze drehen, bis das Kochwasser nur noch simmert. Jetzt vorsichtig die Eier hineingeben und zwei Stunden lang ziehen lassen, bis die Eierschalen braun sind. Den Topf nun vom Herd nehmen und die Eier in der Kochflüssigkeit lassen, bis sie auf Zimmertemperatur abgekühlt sind. Den Topf dann mit

einem Deckel zudecken und mindestens über Nacht in den Kühlschrank stellen. Die Eier halten sich im Kühlschrank bis zu vier Tage, am besten schmecken sie jedoch am ersten oder zweiten Tag nach der Zubereitung.

### Das Auge isst mit

So servieren Sie die marmorierten Pu-Erh-Tee-Eier: Die Eier aus der kalten Kochflüssigkeit nehmen, schälen und längs durchschneiden. Sie haben durch diese spezielle Zubereitungsart ein wunderschönes Marmormuster. Auf einem Teller anrichten. Die Kochflüssigkeit durch ein feines Sieb gießen und auffangen. In kleinen Schälchen als Sauce zu den gut gekühlten Marmoreiern servieren, die man mit einer Prise Meersalz bestreut.

***Die gemusterten Tee-Eier sind eine Augenweide und ein besonderer Leckerbissen.***

## GEEISTER PU-ERH-TEE MIT INGWER

An heißen Sommertagen wird im Süden Chinas gern der hier beschriebene Erfrischungstrank genossen, dem man nachsagt, er sei der gesündeste Durstlöscher schlechthin. Man benötigt für diese herrliche Erfrischung:

*4 TL geschälte und klein gehackte Ingwerwurzel*
*6 klein geschnittene Zitronenschnitze · 1 l kaltes Wasser*
*¼ l frisch gepresster Zitronensaft · 2 TL Pu-Erh-Teeblätter*
*1 l nicht mehr kochendes Wasser · Minzezweige zur Dekoration*

Geben Sie den Ingwer, die Zitronenschnitze und das kalte Wasser in einen Topf, und erhitzen Sie diese Mischung, bis sie leicht kocht. 15 Minuten simmern lassen. Vom Herd nehmen und erkalten lassen. Dann den frisch gepressten Zitronensaft zugeben. Jetzt bereiten Sie den Pu-Erh-Tee zu: Einen Liter Wasser zum Kochen bringen, auf 85 °C abkühlen und die Teeblätter darin 30 Sekunden ziehen lassen. Dann herausnehmen. Wenn der Tee erkaltet ist, in die Ingwer-Zitronenmischung gießen. Im Kühlschrank diese Mischung stark herunterkühlen. Zum Servieren: Gießen Sie in ein Glas (¼ Liter) vier Finger breit der Teemischung ein und füllen sie mit Eiswasser auf. Mit einem Minzezweig dekorieren und servieren.

***Pu-Erh-Tee ist nicht nur warm ein Genuss, sondern wird im Sommer eisgekühlt serviert.***

# Medizinische Wirksamkeit von Pu-Erh-Tee

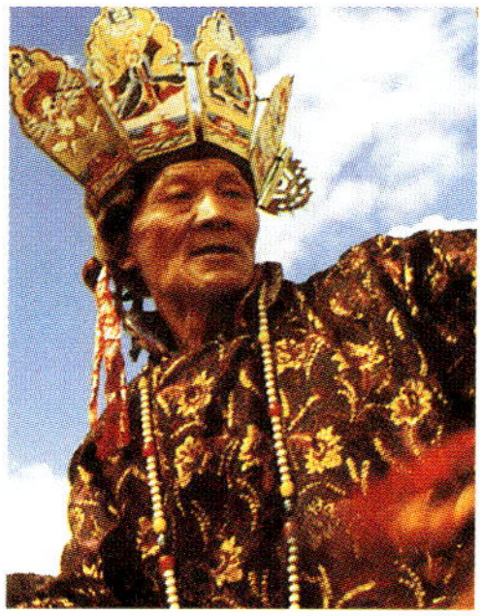

Alte, überlieferte Riten werden bis heute mit entsprechenden Festlichkeiten gepflegt.

**Der Pu-Erh-Tee ist in seinen gesundheitlichen Wirkungen in Europa nur unzureichend bekannt. Halbwahrheiten und Unwahrheiten kursieren hierzulande über diesen Tee, verursacht durch nur in wenigen Ausnahmen kompetente Berichterstattung in Zeitschriften und im Fernsehen. Man darf den Medien in Europa daraus jedoch keinen allzu großen Vorwurf machen, denn schließlich, das hat die jüngste Zeit bewiesen, gibt es im Westen so gut wie kein wirklich zuverlässiges Material über die alten und neuen Erkenntnisse aus China.**

## Altbewährtes Heilwissen

*Unseriöse Berichte über Pu-Erh-Tee kursieren immer wieder in den Medien. Dieser Ratgeber will dagegen sachlich und kompetent über den in China jahrhundertelang bewährten Tee informieren.*

Weil der Pu-Erh-Tee traditionellerweise nicht nur als Durstlöscher und Muntermacher getrunken wird, sondern auch medizinische Wirksamkeit besitzt, wurde er schon immer hoch geschätzt. Belege dafür findet man in zahlreichen alten Quellen.
Zhao Xuemin schreibt in seinen Ergänzungen zum Abriss der Arzneikunde dem Pu-Erh-Tee einen »bitteren Geschmack und ein herbes Wesen« zu. »Er zersetzt Fette und die Gifte aus dem Rind- und Hammelfleisch. Überängstlichen, nervösen Menschen ist er nicht angeraten. Er hat ein bitteres Aroma, das einem den Mund zusammenzieht. Er vertreibt Schleim und bringt das Qi in Bewegung. Er reinigt den Darm und wirkt abführend. Die Pu-Erh-Teepaste ist schwarz wie Pech und hilft nach übermäßigem Alkoholgenuss. Sie wirkt anregend auf die Verdauung, löst Schleim, klärt den Magen und fördert den Speichelfluss. Der Pu-Erh-Tee heilt hundert Krankheiten: Blähungen, Erkältungen; zusammen mit Ingwer gekocht wirkt er schweißtreibend und fördert damit die Heilung. »Bei Entzündungen der Mundhöhle,

des Halses und der Stirnhöhlen, bei Fieber und Schmerzen nimmt man eine Nacht lang fünf Fen (15 Gramm) in den Mund, kaut darauf herum, und die Bewerden sind behoben.« Und an einer anderen Stelle wird gesagt: »Pu-Erh-Tee fördert die Verdauung, er vertreibt die Kälte aus dem Körper und wirkt entzündungshemmend.«

*Mittlerweile liegen viele chinesische Quellen zum Pu-Erh-Tee bereits in deutscher Übersetzung vor und sind auch hier interessierten Laien zugänglich.*

## Was die Quellen berichten

In »Kleiner Abriss der Physik« (Wuli xiaoshi) heißt es: »Der Pu-Erh-Tee wird nach dem Dämpfen zu Kugeln geformt. Diese werden von den Minderheiten im Westen verkauft. Er hat eine zersetzende Wirkung.«

Und im »Spiegel der hundert Kräuter« (Baicaojing) steht zu lesen: »Die Hautkrankheit ›Menpei‹ hat drei Formen, die durch Wind bzw. Zugluft verursachte, die durch Nahrung verursachte und die durch Hitze verursachte. Die erste Form ist die gefährlichste. Bei allen drei Formen nimmt man im Hochsommer gepflückte Auberginenstiele, die man an der Luft trocknet und in einem luftdichten Raum verbrennt. Zur innerlichen Einnahme brüht man zwei Qian (sechs Gramm) Pu-Erh-Tee auf und trinkt ihn. In kurzer Zeit werden die Symptome verschwinden.«

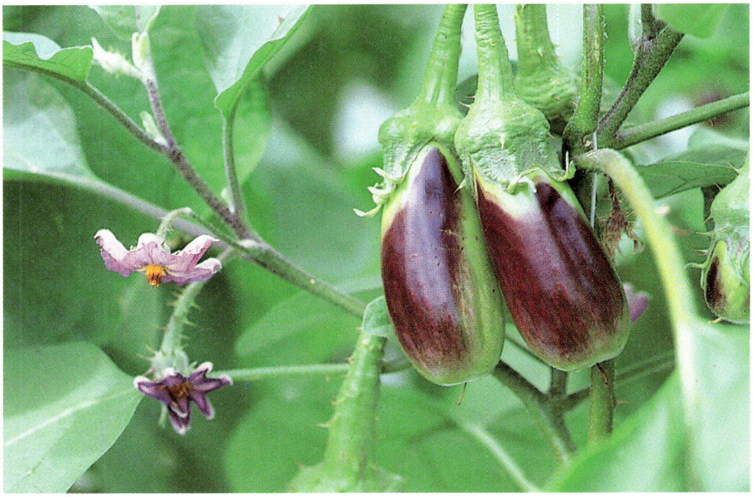

Immer mehr wird zu Heilzwecken auf Pflanzen zurückgegriffen. Die Naturheilmittel, richtig dosiert und angewandt, versprechen eine sanfte Linderung der Beschwerden.

In »Impressionen aus Süd-Yunnan« (Diannan jianwen lu) heißt es: »Der Pu-Erh-Tee wirkt verdauungsfördernd und blähungshemmend, ordnet das Qi und er vertreibt die Kälte. Er ist ein hervorragendes Heilmittel.«
Aus allen diesen Beschreibungen wird die großartige und vielfältige medizinische Wirksamkeit des Pu-Erh-Tees deutlich.

## Neuere Forschungen

*Vor allem französische und japanische Ärzte und Forscher haben sich intensiv mit den medizinischen Wirkungen des Pu-Erh-Tees beschäftigt.*

In den vergangenen Jahren wurde die physiologische und medizinische Wirkung und Funktion des Pu-Erh-Tees im In- und Ausland weiter wissenschaftlich erforscht. Die Forschungsergebnisse japanischer Mediziner belegen, dass der Pu-Erh-Tee eine krebshemmende Wirkung besitzt. Diese Entdeckung machte den Tee in Japan sehr populär. Klinische Tests, die gemeinsam von der Medizinischen Hochschule St. Antoine in Paris und dem Krankenhaus Nummer 1 der Medizinischen Hochschule Kunming durchgeführt wurden, ergaben, dass Pu-Erh-Tee eine überraschend positive Wirkung auf den Fettstoffwechsel hat. Er senkt den Cholesterinspiegel und den Blutdruck.
Außerdem entstehen im Lauf des Reifungsprozesses in den Teeblättern Flavone, die einer Verkalkung der Arterien vorbeugen. Gerade der Reifung kommt bei der Herstellung des Pu-Erh-Tees besondere Bedeutung zu, wodurch auch sein charakteristischer Geschmack verursacht wird.

### Wirkungsweisen der Teearten

*Der relativ hohe Preis des Pu-Erh-Tees erklärt sich auch dadurch, dass dieser Tee langsam reifen muss, bevor er in den Handel gelangt.*

Experten weisen darauf hin, dass die verschiedenen Teesorten unterschiedliche Auswirkungen auf die menschliche Gesundheit haben. So wird dem grünen Tee (im Sinne der chinesischen Medizin) die Eigenschaft der Kälte zugesprochen, dem schwarzen Tee dagegen die Hitze. Der Pu-Erh-Tee ist seiner Natur nach wärmend, daher sieht man in ihm eine Kostbarkeit zur Pflege und Erhaltung der Gesundheit.

# Untersuchung verschiedener Pu-Erh-Tees

Die Provinz Yunnan im Südwesten Chinas gilt als die Heimat des Pu-Erh-Tees. In dieser Provinz, die auch »Provinz des Ewigen Frühlings« genannt wird, leben traditionell viele nationale Minderheiten. Jede von ihnen besitzt ihre eigene jahrhundertealte Tradition und Kenntnis im Anbau und in der Verarbeitung von Tee. Dies führte im Lauf der Zeit zu einer Vielzahl von unterschiedlichen Teesorten. Der Pu-Erh-Tee aus Yunnan ist somit ein von den zahlreichen einheimischen Völkern der Region geschätzter, einzigartiger Tee, der einen traditionellen Markt hat.

Im Zuge der gesellschaftlichen und wirtschaftlichen Entwicklung und mit dem Ansteigen des Lebensstandards breiter Bevölkerungsschichten haben sich außerdem die Ansprüche an dieses traditionelle Getränk und Genussmittel ausgeweitet und verfeinert. Die modernen Konsumenten wünschen nicht nur einen Tee von ausgesprochen guter Qualität, sie zeigen auch ein wachsendes Interesse an einer breit gefächerten Sortenvielfalt, wobei jede Sorte mit einer Region und den sie bewohnenden Volksstämmen in Verbindung gebracht wird.

*Streng genommen ist es nicht korrekt, von dem Pu-Erh-Tee zu sprechen, gibt es doch mittlerweile eine große Sortenvielfalt dieses Tee-Typs.*

## Qualitätsanalyse

Als natürlich behandelter Tee (Hou faxiao cha) besitzt der hochwertige Pu-Erh-Tee die folgenden charakteristischen Eigenschaften: ein dickes, fleischiges Blatt mit ausgeprägter Spitze, ein intensives Aroma und einen starken Duft. Dazu kommt: Auch nach mehrmaligem Aufgießen sind Farbe, Duft oder Aroma noch immer ausgezeichnet.

Die Analyse hat vor allem die folgenden Sorten zum Gegenstand: Pu-Erh-Tee der Kaiser (Gongting pu'er cha), Qi-zi-bing Tee (Qizibing cha), Pu-Erh-Tee der Klasse 1 (Zhutong xiangcha) und Yunnan Ziegeltee (Yunnan zhuancha). Qualität und Bestandteile der gesundheitsfördernden Substanzen sowie ihr Nährwert werden dabei analysiert und gemessen.

*Bei der Qualitätsanalyse des Pu-Erh-Tees werden die einzelnen Grundbestandteile der verschiedenen Sorten untersucht und verglichen.*

**Tabelle 1. Vergleich der Grundbestandteile (Trockengewicht in Prozent)**

| | Feuchtigkeit | In der Flüssigkeit freigewordene Substanzen | Polyphenol-Gehalt | Koffein | Kohle-hydrate |
|---|---|---|---|---|---|
| Tee der Kaiser | 6,89 | 35,00 | 32,50 | 2,65 | 3,62 |
| Yunnan Qi-zi-bing | 7,60 | 34,04 | 10,43 | 2,28 | 4,73 |
| Yunnan Ziegeltee | 10,25 | 41,17 | 18,59 | 2,77 | 4,27 |
| Yunnan Pu-Erh-Tee Klasse 1 | 6,23 | 35,10 | 21,00 | 2,85 | 3,40 |

## Die Grundbestandteile

*Je frischer die Teeblätter sind, die für die Produktion des Pu-Erh-Tees verwendet werden, desto höher ist der Koffeingehalt des Tees.*

Tabelle 1 zeigt, dass es aufgrund der Besonderheiten des jeweiligen Rohmaterials und der unterschiedlichen Intensität der Verarbeitung zu beträchtlichen Unterschieden in der Qualität und Zusammensetzung der einzelnen Sorten kommt. Der Koffeingehalt etwa steigt mit der Frische der geernteten Blätter. Der Polyphenol-Gehalt (Radikalemfänger, antiseptisch) ist beim Tee der Kaiser am höchsten und beim billigeren Qi-zi-bing am niedrigsten. Bei allen Teesorten erwies sich dagegen der Gehalt an wasserlöslichen Bestandteilen als ausgesprochen reichhaltig. Das beweist, dass der Pu-Erh-Tee aus Yunnan besonders reichhaltig an Wirkstoffen ist.

## EGCG-Zusammensetzung und -Gehalt (Epigallocatechingallat)

Tabelle 2 zeigt den Gesamtgehalt von EGCG sowie dessen Zusammensetzung im Einzelnen. Anhand dieser Übersicht lässt sich zeigen, wie sich die unterschiedliche Intensität der Verarbeitung auf die chemische Zusammensetzung des Tees auswirkt, auch wenn die Rohstoffbasis in allen Fällen das Yunnan-Großblatt ist. Obgleich Pu-Erh Kaiser-/Hoftee und Klasse 1 durch

Dämpfen, Qi-zi-bing-Tee und Yunnan-Ziegeltee alle durch Dämpfen und Pressen weiterverarbeitet werden, weicht ihre chemische Zusammensetzung kaum von der der unbehandelten Blätter ab. Genauer gesagt, der EGCG-Gehalt ist relativ hoch, ebenso der Gehalt an EGCG-Ester-Gruppen. Der Bitter-herb-Index liegt im mittleren Bereich. Der volle, runde Geschmack des Pu-Erh-Tees, den die Analyse der chemischen Zusammensetzung bestätigt, deutet noch einmal auf die Einzigartigkeit des Rohstoffes, des Yunnan-Großblatts, hin. Dazu kommt der relativ hohe Gehalt an Gallapfelsäure, was den besonderen Nährwert und die Heilwirkung erklärt.

*Für die medizinischen Wirkungen des Pu-Erh-Tees ist unter anderem der relativ hohe Gehalt an Gallapfelsäure verantwortlich.*

**Tabelle 2. Vergleich von EGCG in Pu-Erh-Tee der Kaiser und Pu-Erh-Tee Klasse 1 (Milligramm je Gramm Trockengewicht)**

| | Pu-Erh-Tee der Kaiser | Pu-Erh-Tee Klasse 1 |
|---|---|---|
| L-EGC | 7,60 | 6,63 |
| D.L-GC | 8,84 | 6,47 |
| L-EC + D.L-C | 13,32 | 9,29 |
| L-EGCG | 41,19 | 38,64 |
| L-ECG | 35,15 | 22,65 |
| Gesamtgehalt (mg/g) | 106,10 | 83,68 |
| Bitter-Index | 6,96 | 8,01 |
| Gallapfelsäure (GA %) | 0,9010 | 0,7390 |

*Diese Inhaltsstoffe sind biogene Substanzen, die von der Pflanze auch mit Hilfe des Sonnenlichts produziert werden. Sie regen im Organismus Kreislauf und Stoffwechsel an.*

**Bedeutung der Abkürzungen**

L-EGC: Linksdrehendes Epigallocatechin
D.L-GC: Rechts-/Linksdrehendes Gallocatechin
L-EC + D.L.-C: Linksdrehendes Epicatechin und Rechts-/Linksdrehendes Catechin
L-EGCG: Linksdrehendes Epigallocatechingallat
L-ECG: Linksdrehendes Epicatechingallat

## Eiweiß und Aminosäuren

Tabelle 3 zeigt bei den beiden besten Tees einen sehr hohen Eiweiß-Gehalt. Bei den Versuchen stellte sich heraus, dass bei allen Pu-Erh-Teesorten dieser Anteil mehr als 20 Prozent beträgt. Das weist auf reichhaltige Eiweiß-Ressourcen im Teeblatt hin. Doch die Menge, die sich nach dem Aufgießen im Teewasser gelöst findet, ist bei den einzelnen Sorten verschieden. Auch Zusammensetzung und Gehalt der freien Aminosäuren ist bei den Teesorten unterschiedlich. Die beiden höchstwertigen Pu-Erh-Tees enthalten den größten Anteil an freien Aminosäuren, besonders Theanin. Daher rührt ihre Eigenschaft der Frische. Der Yunnan Ziegeltee hatte bei der Untersuchung den geringsten Anteil an freien Aminosäuren.

*Die beiden qualitativ höchststehenden Pu-Erh-Tees schmecken durch ihren hohen Anteil an freien Aminosäuren besonders frisch.*

### Tabelle 3. Gesamtgehalt von Eiweiß und Aminosäuren (Milligramm je Gramm)

| | Tee der Kaiser | Yunnan Pu-Erh-Tee Klasse 1 |
|---|---|---|
| Eiweiß | 26,65 | 26,68 |
| Aminoglutarsäure | 143,1 | 198,6 |
| Aminoessigsäure | 1,78 | 2,11 |
| Aminopropionsäure | 21,57 | 24,25 |
| Aminoisobutylessigsäure | 10,54 | 20,24 |

Aminosäuren werden im menschlichen Körper für den Aufbau von körpereigenem Eiweiß benötigt. Diese essenziellen Eiweißbausteine muß man durch die Nahrung aufnehmen, während nicht-essenzielle Aminosäuren bei Bedarf vom Körper selbst hergestellt werden können.

## Vitamine und Mineralstoffe

Tabelle 4 zeigt, dass alle Teesorten relativ viele der vom menschlichen Körper benötigten Mineralstoffe wie Calcium, Magnesium, Eisen, Zink, Mangan, Kupfer und Selen sowie Vitamin E enthalten. Der Mineralstoffreichtum unterstützt nicht nur die durstlöschende und speichelbildende Funktion des Tees, er fördert auch das Wohlbefinden. Besonders die hohe Konzentration von Zink, Mangan und Selen wirkt sich positiv auf die menschliche Gesundheit aus. Forschungen haben ergeben, dass diese biogenen, also natürlichen Mineralstoffe, in engem Zusammenhang mit einer hohen Lebenserwartung stehen.

**Tabelle 4. Vitamin E und Mineralstoffe in verschiedenen Tees (Milligramm je Gramm)**

| | Vitamin E | Ca | Mg | Fe | Zn | Mn | Cu | Se (ng/100g) |
|---|---|---|---|---|---|---|---|---|
| Yunnan Qi-zi-bing | 13,3 | 523,0 | 57,70 | 1,63 | 3,00 | 42,30 | 0,41 | 121,06 |
| Tee der Kaiser | 36,1 | 838,8 | 111,13 | 24,0 | 4,62 | 119,61 | 3,00 | 151,10 |
| Yunnan Ziegeltee | 18,7 | 702,2 | 56,80 | 6,90 | 2,79 | 42,00 | 0,28 | 86,06 |
| Yunnan Pu-Erh-Tee Klasse 1 | 33,5 | 834,1 | 107,48 | 18,5 | 3,24 | 101,62 | 2,20 | 144,89 |

Die Sorten Hoftee/Tee der Kaiser und Pu-Erh-Tee der Klasse 1 enthalten relativ viel natürliches Selen, das vom Körper erheblich leichter aufgenommen wird als künstlich hergestelltes. Das verdient besondere Aufmerksamkeit, denn die internationale Forschung konzentriert sich mittlerweile auf Lebensmittel, die einen hohen Selengehalt aufweisen.

*Selen gehört zu den Mineralstoffen, die auch als Spurenelemente bezeichnet werden, weil unser Körper lediglich Spuren davon benötigt.*

Selen gehört zu den so genannten Antioxidantien. Diese Substanzen binden Ozon, die hochreaktive Form des Sauerstoffs, sehr leicht und schützen somit andere Stoffe vor dieser Verbindung. Sie verhindern auf diese Weise die Entstehung aggressiver Sauerstoffverbindungen, das heißt freier Radikale. Diese spielen wohl unter anderem bei der Entstehung zahlreicher chronischer Erkrankungen eine bedeutende Rolle.

### Seltenes Vitamin E

*Pu-Erh-Tee weist einen ziemlich hohen Vitamin-E-Gehalt auf. Vitamin E steigert die Zahl der Immunzellen im Körper.*

Den höchsten Vitamin-E-Gehalt haben ebenfalls Hoftee/Tee der Kaiser und Pu-Erh-Tee der Klasse 1. Doch liegt auch der Vitamin-E-Gehalt der anderen Teesorten über dem Durchschnitt, den man sonst in Obst und Gemüse finden kann. Obwohl Vitamin E sich nicht gut in Wasser löst, begünstigen die Art und Weise der Teezubereitung und das heiße Teewasser seine Freisetzung. Teetrinken ist damit, neben dem Essen von Obst und Gemüse, eine sehr effektive Methode, das vom Körper benötigte seltene Vitamin E aufzunehmen. Vitamin E bewahrt die Körperfette vor der zerstörenden Wirkung des Sauerstoffs. Außerdem wirkt es Durchblutungsstörungen und Entzündungen entgegen.

## Pu-Erh-Tee: ein starker Wirkkomplex

Die nahrhafte und gesundheitsfördernde Wirkung des Pu-Erh-Tees aus Yunnan unterscheidet sich deutlich von den meisten übrigen Tees. Seine Besonderheit liegt vor allem am hohen Gesamtgehalt von EGCG. Substanzen wie Gallapfelsäure sind in besonderem Maße enthalten. Zahlreiche Labortests und klinische Untersuchungen haben ergeben, dass die Fähigkeit der Gallapfelsäure, das Synthetisieren der krebserregenden Substanzen Nitrosodimethylamin und Nitrosodiäthylamin zu verhindern, noch größer ist als bei EGCG. Daraus lässt sich ableiten, dass Pu-Erh-Tee die Entstehung und Weiterentwicklung von Krebs wirksam hemmen kann. Außerdem haben die Struktur der Gallapfelsäure sowie deren stark reduktionsfähige derivate Hydroxylgruppe die Eigenschaft, in hohem Maße freie Radikale zu binden. Diese haben ebenfalls einen schädlichen Einfluss auf den Organismus und können physiologisch eine starke Aktivität entwickeln. Aus diesem Grund wird der Pu-Erh-Tee in der Traditionellen Chinesischen Medizin manchmal auch als »Straßenfeger« des menschlichen Körpers bezeichnet, denn die in ihm enthaltenen Substanzen spielen in der Gesundheitspflege eine wichtige Rolle.

### Unterschiede der Qualitätsstufen

Der Yunnan Pu-Erh-Tee nimmt innerhalb der chinesischen Teekultur eine bedeutende Stellung ein. Aufgrund der Auswahl des Rohmaterials und der unterschiedlichen Weiterverarbeitung hat jede Sorte des Pu-Erh-Tees ihre eigene Note in Farbe, Duft und Aroma ausgeprägt. Auch hinsichtlich der gesundheitsfördernden Substanzen und Nährstoffe sind die verschiedenen Tees unterschiedlich. Das wiederum bedingt die jeweilige medizinische Wirksamkeit und den eigenen Charakter einer jeden Teesorte. Besonders beim Pu-Erh-Tee der Kaiser und beim Pu-Erh-Tee der Klasse 1 sorgt die sorgfältige Auswahl und Verarbeitung für eine intensive, tiefe Färbung und für einen vollaromatischen und einzigartigen Duft.

## Eine wissenschaftliche Studie

Das Medizinische Institut der Universität von Kunming, eine der renommiertesten akademischen Forschungsanstalten für Traditionelle Chinesische Medizin Chinas, hat angesichts der Tatsache, dass Pu-Erh-Tee zwar seit langer Zeit in China, seit jüngstem aber auch bei Menschen anderer Nationen als Gesundheitsgetränk äußerst begehrt ist, Anfang 1999 eine neue Studie über Pu-Erh-Tee zur internationalen Nutzung veröffentlicht.

*Auch neueste wissenschaftliche Studien belegen die gesundheitsfördernden Wirkstoffe im Pu-Erh-Tee.*

Insgesamt wurden vier Testreihen gemacht. Die ersten drei mit Mäusen als »Testpersonen«, die vierte mit 25 jungen Männern im Alter zwischen 18 und 22 Jahren.

### Was Pu-Erh-Tee bewirkt

Pu-Erh-Tee regt die Speicheldrüsen im Mund und somit die Speichelbildung an, fördert die Verdauung und reduziert, regelmäßig eingenommen, Übergewicht, weil er die eiweißspaltenden Enzyme im Magen und die Peristaltik (rhythmische Muskelbewegungen) des Darms anregt.

**Pu-Erh-Tee besitzt keine Nebenwirkungen. Versuchsreihen mit Tieren und Menschen sind so völlig problem- und bedenkenlos durchzuführen.**

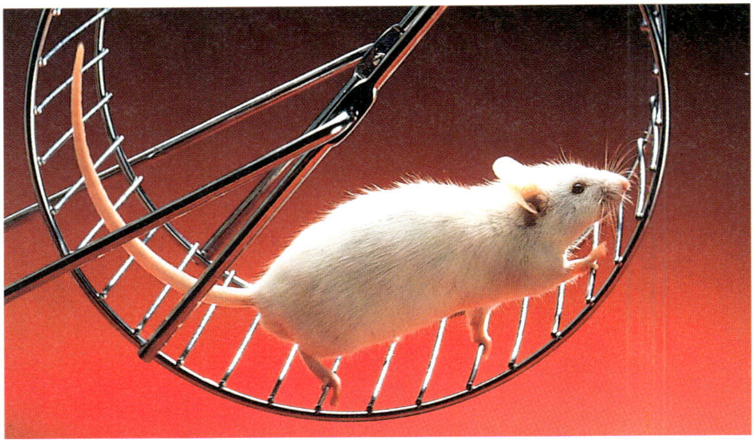

## Test 1: Darmbewegungen

Es wurden die Schwingungsweite und Frequenz der Darmbewegungen nach Gabe von Pu-Erh-Tee bei 20 Labormäusen beobachtet und analysiert.

Zum einen wurde Pu-Erh-Tee in einer Konzentration von 33 Milligramm je Milliliter bzw. 100 Milligramm je Milliliter verabreicht, zum anderen wurde die verabreichte Menge variiert zwischen eineinhalb Milliliter, dann drei Milliliter und schließlich fünf Milliliter. Die Darmbewegungen wurden mit speziellen physiologischen Geräten gemessen.

### Testergebnis

*Bei Labormäusen, denen man Pu-Erh-Tee verabreichte, wurde der Einfluss des Tees auf ihre Darmbewegungen untersucht.*

1. Eine hohe Konzentration von Pu-Erh-Tee hat eine stärkere und schnellere Wirkung auf die Darmbewegungen als eine niedrige Konzentration.

2. Bei einer hohen Konzentration von Pu-Erh-Tee tritt die Wirkung auf die Darmbewegungen zwar schneller ein, ist aber auch von kürzerer Dauer.

Bei einer niedrigen Konzentration von Pu-Erh-Tee tritt die Wirkung zwar langsamer ein, ist aber erheblich dauerhafter.

3. Bei der Gabe von Pu-Erh-Tee zieht sich der Darm am Anfang schnell und kurzfristig zusammen, die Frequenz der Peristaltik

(Muskelbewegungsrhythmus) wird erst einmal langsamer. Dann jedoch öffnet sich der Darm, und es folgt eine schnellere Peristaltik. Die Schwingungsweite des Darms wird reduziert.
Das Ergebnis belegt: Pu-Erh-Tee hat eine deutliche Wirkung auf den Darm. Die Schwingungsweite des Darms wird reduziert, die Frequenz der Peristaltik wird gesenkt. Dadurch nimmt der Körper weniger Nährstoffe aus dem Nahrungsbrei auf, weniger Fettzellen im Körper können aufgebaut werden.

## Test 2: Schubkraft des Darms

Zehn Mäuse erhalten Pu-Erh-Tee und Brei, zehn andere Mäuse nur Brei, jedoch keinen Pu-Erh-Tee. Die Konzentration des Pu-Erh-Tees beträgt 30 Milligramm je Milliliter, als Brei wurden 0,2 Milligramm Kohlepulver mit einem Gramm Stärke gemischt und mit Wasser angesetzt, so dass ein Speisebrei entstand. Dieser Brei wurde beiden Mäusegruppen zu fressen und der einen Gruppe zusätzlich Pu-Erh-Tee zu trinken gegeben. Sinn der Untersuchung war, die Bewegungsrate des Speisebreis unter Einfluss von Pu-Erh-Tee ab Mageneingang festzustellen.

***Man hat herausgefunden, dass Pu-Erh-Tee die Kraft der Darmbewegungen verstärkt, wodurch der Speisebrei weniger lang im Darm verweilt und weniger Fettzellen angelegt werden können.***

### Ergebnis

Bei der Untersuchung der Darmbewegungen beider Mäusegruppen zeigte sich, dass die Gabe von Pu-Erh-Tee die Kraft der Darmbewegungen verstärkt und somit die Verweildauer des Speisebreis im Darm erheblich verkürzt. Daraus ergibt sich, dass durch die verkürzte Nährstoffaufnahme weniger Fettzellen aufgebaut bzw. gespeichert werden können, und sich das Körpergewicht somit auf Dauer verringert. Der Cholesteringehalt im Blut sinkt.

## Test 3: Eiweißspaltende Magenenzyme

21 Mäuse, männliche wie weibliche, werden in zwei Gruppen eingeteilt, eine zu zehn, eine zu elf Tieren. Über einen Zeitraum von 48 Stunden wird der einen Mäusegruppe regelmäßig Pu-Erh-Tee in einer Konzentration von 35 Milligramm je Milliliter zu trinken gegeben, die andere Gruppe erhält lediglich Wasser.

### Ergebnis

*Auch auf die Psyche wirkt sich der regelmäßige Genuss von Pu-Erh-Tee positiv aus: Er vertreibt schlechte Laune und negative Gedanken.*

Bei denjenigen Labormäusen, die zwei Tage lang Pu-Erh-Tee zu trinken bekamen, wurde im Gegensatz zu der Mäusegruppe, die lediglich Wasser erhielt, eine deutliche Aktivitätssteigerung der eiweißspaltenden Enzyme im Magen festgestellt. Das bedeutet aber, dass Pu-Erh-Tee die Verdauung bereits im Magen fördert, gleichzeitig jedoch die Aufnahmefähigkeit des Darms merklich vermindert.

Ferner wurde festgestellt, dass die Gabe von Pu-Erh-Tee Blähungen entgegenwirkt. Besonders wichtig aber war folgende Erkenntnis: Fette im Dünndarm werden nicht mehr in vollem Umfang aus dem Speisebrei aufgenommen.

## Test 4: Herz-Kreislauf und Gehirndurchblutung

25 männliche Probanden im Alter zwischen 18 und 22 Jahren erhielten 200 Milliliter Pu-Erh-Tee in einer Konzentration von 30 Milligramm je Milliliter zu trinken. Als Gerät für die Untersuchung wurde ein Testgerät für die Messung der Körperdurchblutung eingesetzt. Vor dem Teetrinken wurden bei sämtlichen Probanden Blutdruck, Pulsfrequenz und Gehirndurchblutung gemessen. Dann wurde allen Testpersonen Pu-Erh-Tee verabreicht. Nach 30 und dann erneut nach 60 Minuten wurden jeweils Blutdruck, Pulsfrequenz und die Durchblutung des Gehirns gemessen.

### Ergebnis

*Pu-Erh-Tee kann erheblich zur Senkung eines krankhaft erhöhten Blutfettspiegels beitragen.*

Nach dem Genuss von Pu-Erh-Tee wurde bei allen 25 Probanden – unabhängig von ihren ursprünglich gemessenen Werten – eine Senkung des Blutdrucks sowie der Pulsfrequenz festgestellt. Auch rein äußerlich erschienen die Testpersonen ruhiger und ausgeglichener. Die Gehirnblutgefäße entspannten sich. Das bedeutet aber: Durch das regelmäßige Trinken von Pu-Erh-Tee kann Bluthochdruck günstig beeinflusst werden, Ablagerungen in den Gefäßen werden verhindert und einer Arteriosklerose (Gefäßverkalkung) wird so entgegengewirkt.

# Die Aura oder der energetische Gehalt von Pu-Erh-Tee

Der deutsche Diplom-Ingenieur Ferdinand Bongart hat sich in knapp zwei Jahrzehnten einen Namen damit gemacht, verschiedene Lebensmittel auf ihre absolute Qualität hin zu untersuchen. Allerdings verfährt er dabei nicht auf die hierzulande übliche Weise wie in den zahllosen Untersuchungslabors, die lediglich die Inhaltsstoffe analysieren und eventuelle Schadstoffe feststellen. Er überprüft, was in China seit langem praktiziert wird, vielmehr ihren energetischen Gehalt, ihre Aura. Denn die Aura sagt mehr über die Qualität eines Lebensmittels aus als bloße naturwissenschaftliche Tests.

## Eine Qualität jenseits der Zusammensetzung

Um dies an einem Beispiel zu verdeutlichen: Ein »sauberer« Tee, der frei von schädlichen Chemikalien ist, bleibt bei der Anwendung dennoch völlig wirkungslos. Er setzt keine Energien frei, weil er keine hat – verursacht beispielsweise durch Elektrosmog, schädliche UV-Strahlen, chemisch hergestellten Kunstdünger oder sauren Regen. Ein sauberer Tee aus völlig unbelasteten Landstrichen dagegen verfügt über energetische Eigenschaften, die der Mensch, der ihn trinkt, nach einer gewissen Zeit auch verspüren kann. Ein guter Tee aus einer unberührten Landschaft ist immer gesund, denn dieser Tee »wirkt«. Er erfüllt also den Zweck, den man ihm zuschreibt.

*Ein deutscher Wissenschaftler hat sich mit der besonderen Qualität des Pu-Erh-Tees beschäftigt, indem er die spezielle Aura, also den energetischen Gehalt, des Tees untersuchte.*

Ein anderes, ganz geläufiges Beispiel, das diesen Zusammenhang weiter verdeutlicht: Westeuropäische Treibhaustomaten oder südländische Freilandtomaten sind beides Tomaten – daran besteht überhaupt kein Zweifel. Allerdings gibt es einen gravierenden Unterschied: Die südländischen Tomaten verfügen über ein intensives, angenehmes Aroma und geringeren Wassergehalt, während die aus dem Treibhaus nach überhaupt nichts schmecken und wässrig sind. Leider sind jedoch die gesunden Wachstumsregionen in Europa extrem selten geworden.

## So wird die Aura bestimmt

*Mit Hilfe einer besonderen Antenne, der Lecherantenne, kann man den energetischen Gehalt von Nahrungsmitteln messen.*

Jeder Mensch ist von einem Energiefeld, auch Aura genannt, umgeben. Dieses Energiefeld lässt sich zum Beispiel mit einer so genannten Lecherantenne nachweisen. Denn das Energiefeld reagiert sofort und sehr sensibel auf jede Berührung mit Materialien aller Art. Die für den Menschen guten Materialien vergrößern das Energiefeld, die nicht bekömmlichen verkleinern es oder lassen es ganz verschwinden. Nach dieser Methode kann man auch die Qualität von Nahrungsmitteln testen und feststellen, wie gut oder wie schlecht sie für die eigene Gesundheit sind.

### Größe der Aura

Die normale Aura ist etwa 0,8 bis 1,2 Meter groß. Sie besteht aus sieben Schichten, wobei die erste Schicht etwa 0,2 Meter groß ist und die siebte Schicht 0,8 bis 1,2 Meter. Testet man nun Stoffe, welche die Größe der Aura verdoppeln oder verdreifachen, so kann man ohne weiteres mit der siebten Schicht der Aura arbeiten. Handelt es sich aber um Materialien, welche die Aura sehr stark vergrößern, so arbeitet man am besten mit der ersten Schicht, um nicht zu große Abstände in Kauf nehmen zu müssen.

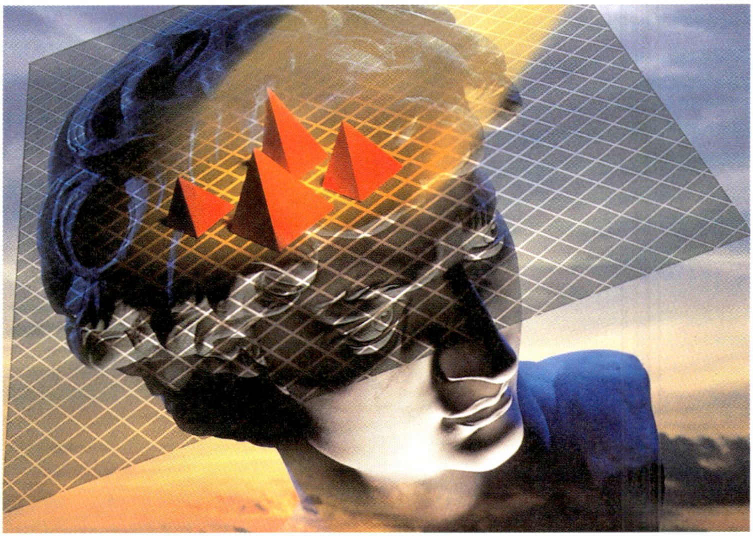

Für das bloße Auge unsichtbar sind die Energiefelder und -ströme, die uns umgeben.

### Getestete Teesorten

Beim Test der vorher genannten drei verschiedenen Sorten Tee wurden die Versuche mit der ersten Schicht der Aura durchgeführt. Diese Teequalitäten wurden getestet:

1. Grüner Tee: Kaihua Longding, »Drachengipfel«, Medium-Qualität der Firma Spinnrad
2. Pu-Erh-Tee: 1. Sorte der Firma Armitron
3. Tee der Kaiser: ebenfalls von der Firma Armitron

### Ergebnisse des Aura-Tests

| | Aura 1. Schicht | Vergrößerung |
|---|---|---|
| Normale Aura | 0,20 m | 1-fach |
| Grüner Tee | 5,60 m | 28-fach |
| Pu-Erh-Tee | 8,70 m | 44-fach |
| Tee der Kaiser | 18,70 m | 94-fach |

*Alle Nahrungsmittel mit hoher Aura sind nachweislich besonders gut für unsere Gesundheit.*

Die Versuche haben gezeigt, dass alle Teesorten gut sind, aber eine enorme Qualitätssteigerung vom grünen Tee über den Pu-Erh-Tee zum Tee der Kaiser vorhanden ist. Die Bezeichnung »wertvollster Tee der Welt« ist für den Tee der Kaiser also absolut gerechtfertigt.

Der Elektronik-Ingenieur Ferdinand Bongart aus Eschweiler über seinen Aura-Test: »Ich wollte wissen, wie gesund Pu-Erh-Tee und der Tee der Kaiser im Vergleich zu grünem Tee sind und Qualitätsunterschiede feststellen.« Die Messung der Aura führt er mit einer »Lecherantenne« durch, die von dem deutschen Physiker Reinhard Schneider erfunden wurde. Dieses Messgerät arbeitet mit Längenwellentechnik und misst die Ausweitungen bzw. Verminderungen (bei ungesunden Produkten) der Aura auf allen Seiten des Körpers – vorne, hinten, rechts und links. Außerdem misst es, ob das Produkt Yin und Yang ausgleichen kann. Werden diese nicht ausgeglichen, ist die Aura links oder rechts unterschiedlich groß.

NOTABENE

# Pu-Erh-Tee – eine Definition

**Pu-Erh-Tee wurde in China während eines langen Prozesses ständiger Verbesserung und Verfeinerung in traditionsreichem Anbau zu seiner heutigen Qualität weiterentwickelt. Er ist seit langer Zeit der wichtigste aller Tees im gesamten China. Das richtige Verständnis der Bezeichnung »Pu Erh« und eine genaue Abgrenzung dieses Produktes sind außerordentlich wichtig.**

## Anbaugebiet und Teesorte

*Der Begriff »Pu-Erh-Tee« hat zwei Bedeutungen, die einerseits miteinander in Verbindung stehen, andererseits aber unterschieden werden müssen: Zum einen ist damit das Anbaugebiet gemeint, zum anderen eine bestimmte Teeart. Unter »Pu-Erh-Tee« versteht man eine Teeart, die das frische, grüne Teeblatt zum Ausgangsmaterial nimmt (Qingmaocha), die durch eine ganz spezielle Form der Verarbeitung und Reifung ihre charakteristische Note erhält und in Form von losem, hochwertigen Pu-Erh-Tee oder als billigerer Pu-Erh-Presstee (Tuocha, Presstee, flache Teekuchen, Teekugeln, quadratische Teeblöcke und Teeziegel) angeboten wird. Andere Teearten, beispielsweise der schwarze Tee, der mit Blüten aromatisierte Tee und der grüne Tee, die erst später bekannt wurden, zählen nicht dazu.*

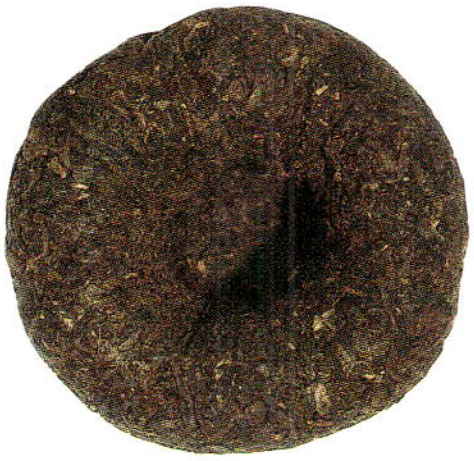

### Die Einzigartigkeit des Pu-Erh-Tees

*Drei Faktoren sind es, die den Begriff Pu-Erh-Tee definieren: der Teestrauch vom Typ Yunnan Großblatt (Qingmao), die Verarbeitungstechnik und das Anbaugebiet (Natur und Topographie).*

*Die Bekanntheit des Pu-Erh-Tees beruht auf seiner hohen Qualität, die wiederum durch die Pflanzenart, das Klima, den Anbau und die Verarbeitung bestimmt wird. Diese Faktoren ergänzen und bedingen sich.*

*Der Pu-Erh-Tee ist sowohl ein traditionelles Getränk wie auch ein medizinisch wirksames Heilmittel. Schon allein auf dem chinesischen Markt kann* die hohe Nachfrage nicht mehr gedeckt werden. Besonders gefragt ist gut abgelagerter Pu-Erh-Tee von hoher Qualität. Auch auf dem internationalen Markt ist dieser Tee mittlerweile bekannt und konkurrenzfähig geworden. Weltweit wird er als ein »Getränk des Atomzeitalters«, als »Wundermittel für Schönheit und Gesundheit« gepriesen. Seine vorbeugende und heilende Wirkung bei zahlreichen Krankheiten ist ausgezeichnet.

## Pu-Erh-Tee – ein Wundermittel?

Pu-Erh-Tee ist in China seit fast 2000 Jahren bekannt. Als Tee, den man täglich trinkt, also als Lebensmittel. Dass er zweifelsohne für die menschliche Gesundheit wertvoll ist, darf man getrost als Lebenserfahrung des chinesischen Volkes akzeptieren.

### Zweifelhafte Anpreisungen

China ist ein Land im Aufbruch, es entwickelt sich wirtschaftlich weg von der planmäßigen Lenkung hin zur freieren Eigenverantwortlichkeit der Handel Treibenden. Ein regelrechter Wirtschaftsboom ist das Ergebnis, der auch unseriöse Händler hervorbringt, da die staatliche Kontrolle zu weiten Teilen weggefallen ist. Über solche Kanäle gelangt auch minderwertiger Pu-Erh-Tee ins Ausland, der weder über ein staatliches Zertifikat verfügt noch einer Lebensmittelprüfung unterzogen wurde. Die Folge: Überall in Europa finden sich zweifelhafte, minderwertige Pu-Erh-Tees. Manchmal sind das ganz andere Teesorten, denen sogar Fremdkörper beigemischt wurden. Solche Tees sind der Gesundheit nicht zuträglich, sie können ihr sogar schaden. Mit hochwertigem Pu-Erh-Tee kann man dagegen durchaus viel für seine Gesundheit tun, Übergewicht abbauen, einen zu hohen Cholesterinspiegel senken, den Körper gezielt entgiften und entschlacken.

**Nur Pu-Erh-Tee von höchster Qualität bringt die erwünschte Wirkung.**

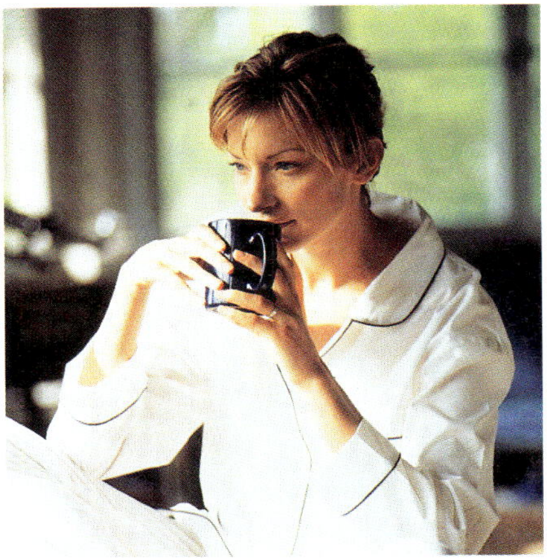

NOTABENE

## Was zu beachten ist

*Pu-Erh-Tee wird wie jeder andere Tee von den chinesischen Aufsichtsbehörden in mindestens zehn Qualitätsklassen eingestuft. Klasse superior ist ein absolutes Highlight, sehr selten und somit extrem teuer. Er kostet weit über 100,– DM je 100 Gramm, wenn man ihn hier überhaupt erhält. In Deutschland, Österreich und der Schweiz gibt es nur ganz wenige Importeure, die diese Teeklasse überhaupt anbieten.*

*Klasse 1 ist hervorragend und ebenfalls sehr teuer, um die 30,– bis 40,– DM je 100 Gramm. Klasse 5 ist Mittelmaß und entsprechend billiger. Klasse 10 befindet sich auf einer Qualitätsstufe, die nicht mehr empfehlenswert ist.*

## Nichtklassifizierte Pu-Erh-Tees

*Unterhalb dieser Klasseneinteilung gibt es noch viele Sorten, die gar nicht klassifiziert sind. Das sind meist Abfallprodukte, minderwertige Bestandteile aus der Gewinnung, die von Händlern für wenig Geld in großen Mengen eingekauft und dann billig in den Welthandel gepumpt werden. Hier gibt es keine Kontrolle, ob solche Tees beispielsweise Pestizide enthalten.*

*Manchmal werden sogar ganz andere Abfall-Tees als Pu-Erh verkauft, weil er gerade so begehrt ist. Generell lässt sich sagen: Ein angeblicher Pu-Erh-Tee, der für sechs, sieben Mark pro 100 Gramm oder gar noch darunter im Einzelhandel angeboten wird, ist nichts wert. In den allermeisten Fällen wird aus gutem Grund gar keine Qualitätsklasse angegeben. Aber auch miserabler Tee für knapp 13,– DM pro 100 Gramm wird zum Teil in Packungen angeboten, in denen sonst hochwertiger, teurer Tee der Klasse 1 abgefüllt ist. Um nicht auf diese Art betrogen zu werden, gibt es nur eine Möglichkeit: Die Packung öffnen und die Qualität des Tees begutachten.*

## So erkennen Sie guten Pu-Erh-Tee

*Man kann die schlechte Qualität feststellen, wenn man die Packung geöffnet hat und minderwertigen Tee mit hochwertigem vergleicht. Bei der Klasse 1 sind die Blätter ebenmäßig und fein, es sind keine Verunreinigungen wie Holz oder sogar Schmutz festzustellen. Der Tee nimmt beim ersten Ziehen sehr schnell Farbe an und entwickelt ein typisches, angenehmes, erdiges Aroma, während schlechter Tee meist hell bleibt, auch wenn man ihn länger ziehen lässt. Seine Blätter sind unregelmäßig, unterschiedlich, aber immer sehr viel größer als die der Klasse 1, oft sind Stengel und Holzstücke*

*darunter, und sein Aroma ist dumpf, oft sogar abstoßend.*
*Eine Faustregel sollte jeder, der sich für den richtigen Pu-Erh-Tee interessiert, beachten: Man kann nur empfehlen, Pu-Erh-Tee bei alteingesessenen, erfahrenen und seriösen Handelshäusern einzukaufen, die über ihre Tees ehrliche Auskunft geben und die wahre Qualitätsklasse ihres Pu-Erh-Tees deklarieren.*

### Ein rundum positiver Trank

Pu-Erh-Tee der hohen Qualitätsstufen hat zweifelsohne starke Wirkungen, die man aber nicht fürchten muss – ganz im Gegenteil. Denn richtig angewendet entgiftet und entschlackt er, macht Kopf und Geist klar, schwingt den Körper harmonisch ein, gleicht Yin und Yang aus – und er macht sogar schön.

NOTABENE

## Starke Gewichtsverluste durch Pu-Erh-Tee

*Immer wieder hört man, dass übergewichtige Menschen mit Hilfe von Pu-Erh-Tee innerhalb eines Monats zehn Kilogramm oder sogar mehr verloren haben. Das mag unglaublich klingen, doch das ist möglich. Nur: Pu-Erh-Tee allein kann das nicht bewirken, er kann das Abnehmen nur sehr stark und wirkungsvoll unterstützen. Notwendig ist außerdem, den Ernährungsplan grundsätzlich umzustellen und diese bessere Ernährung auch auf Dauer durchzuhalten. Denn Abnehmen beginnt immer im Kopf. Wer nach dem schnellen Gewichtsverlust weiterhin oder wieder unvernünftig isst oder trinkt, dem wird auch Pu-Erh-Tee nicht wie erwünscht helfen.*

### TCM-Ernährungsregeln

*Die Traditionelle Chinesische Medizin hält eine Fülle von Ratschlägen für eine gesunde und ausgewogene Ernährung bereit, die sich von den hier im Westen üblichen Diät-Ratschlägen gänzlich unterscheiden. So muss man immer den Charakter der Speisen kennen, die man zu sich nimmt. Man muss darauf achten, dass Yin und Yang wieder ausgeglichen werden, dass das Qi, die Lebensenergie, wieder in den richtigen Bahnen fließt, dass man also rundum für Körper und Geist etwas tut. Dann ist echter, hochwertiger Pu-Erh-Tee ein hervorragendes Mittel, das den Ausgleich zwischen Yin und Yang unterstützt, ein Mittel auch zum Abnehmen, wie es sonst wohl keines auf der Welt gibt –schon gar keines aus der chemischen Industrie.*

# Heilrezepte mit Pu-Erh-Tee

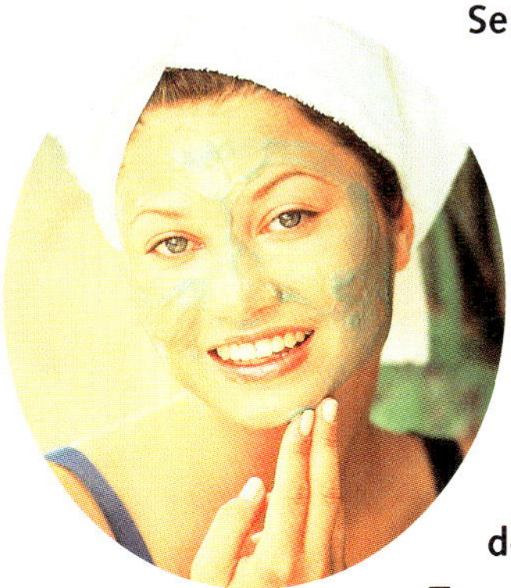

**Seit Jahrhunderten erinnern sich die Menschen vor allem in Südchina an Pu-Erh-Tee-Rezepte, wenn sie sich bei leichteren Beschwerden den Besuch bei einem Arzt ersparen wollen. Hier ist eine Anzahl von Rezepturen, die auch Ärzte für Traditionelle Chinesische Medizin (TCM) bei ihren Patienten anwenden und die jedermann auch in Deutschland problemlos selbst nachvollziehen kann. Achten Sie jedoch darauf, eine hochwertige Sorte zu verwenden. Ein chinesischer Arzt würde bei einem Patienten, den er mit einem Teerezept behandelt, niemals einen Pu-Erh-Tee unterhalb der Qualitätsstufe 1 anwenden.**

Eine Gesichtsmaske reinigt die Haut und kann schnell und einfach angewandt werden.

## Akne

*1 Möhre · ½ Gurke · 2 Blätter Chinakohl · 2 TL Pu-Erh-Tee*
*½ TL Salz · 1 EL Milch*

Die Möhre, die halbe Gurke und die Chinakohlblätter im Mixer pürieren und den Pu-Erh-Tee hinzufügen. Alles zusammen gut durchrühren und das Salz dazugeben. Die so entstandene Masse gut sechs Stunden stehen lassen, bis sich oben Flüssigkeit abgesetzt hat. Diese Flüssigkeit mit der Milch vermischen und direkt auf das Gesicht auftragen.
Nun das Gesicht mehrmals mit der Flüssigkeit waschen und massieren. Anschließend das Gesicht mit reinem Wasser abwaschen und leicht frottieren. Einmal täglich anwenden.
Die Kur dauert sechs Tage.

*Chinakohl gehört zu den vielseitigsten Gemüsen der chinesischen Küche. Er kann sowohl roh verzehrt werden als auch gebraten und gedünstet.*

## Asthma (Asthma bronchiale)

*2 TL getrocknete Salbeiblätter · 2 TL Pu-Erh-Tee*
*¾ l Alkohol (40%)*

Die Salbeiblätter und den Pu-Erh-Tee in den Alkohol einlegen.

Die Mischung 24 Stunden ziehen lassen. Vor dem Schlafengehen mit einem Baumwoll- oder Leinentuch einen warmen Brustwickel zubereiten und fünf Esslöffel der alkoholischen Lösung darauf geben. Den Brustwickel eventuell noch mit einer Wärmflasche bedecken und 20 bis 30 Minuten einwirken lassen.

## Bettnässen bei Kindern (Enuresis)

*3 TL Pu-Erh-Tee · ½ Tasse unbehandelter Reis · Honig*

Die Pu-Erh-Teeblätter mit eineinhalb Liter Wasser zehn Minuten lang kochen lassen und anschließend abseihen. Mit dem so entstandenen Sud den Reis (keinen behandelten wie »parboiled«) bei geringer Temperatur rund eine halbe Stunde lang kochen, dann abkühlen lassen. Nach zwei Stunden die Haut, die auf der gekochten Reissuppe entstanden ist, vorsichtig abnehmen. Mit etwas Honig süßen und dem Kind vor dem Schlafengehen zu essen geben. Diese Kur dauert etwa zwei Wochen, das Kind sollte jeden Abend von der Reishaut zu essen bekommen. Die Suppe kann drei- bis viermal aufgekocht werden (Sie müssen nur immer etwas Wasser nachgießen).

*Bettnässen bei Kindern hat meist psychische Ursachen. Pu-Erh-Tee mit seiner ausgleichenden Wirkung ist ein hervorragendes Mittel gegen dieses Leiden.*

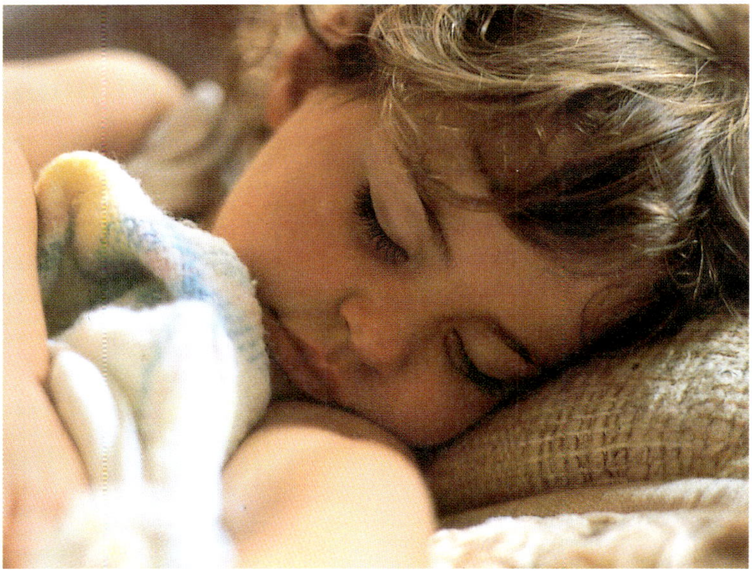

Bettnässen kann durchaus organische Ursachen haben. Oft steckt jedoch gerade bei Kindern ein seelisches Problem dahinter, das gefunden werden muss.

## Blutarmut (Anämie)

*1/10 l frische Milch · 2 TL Pu-Erh-Tee · 1 Prise Salz*
*1 TL Sesamkörner*

*Es gibt braunen, weißen (geschälten) und schwarzen Sesam. Am häufigsten werden geschälte Sesamkörner verwendet.*

Die Milch mit den Teeblättern erhitzen (nicht kochen), das Salz und die Sesamkörner hinzufügen. Diese Mischung täglich vor dem Frühstück trinken.
Dieses Rezept wirkt erstaunlich gut bei Blutarmut, es fördert überdies die Verdauung und stärkt allgemein die Lebensenergie, das Qi.

## Blutdruck, erhöhter (Hypertonus)

*500 g frischer Staudensellerie · 3 TL Pu-Erh-Tee*
*2 EL brauner Zucker*

Den Staudensellerie in kleine Stücke schneiden und mit dem Pu-Erh-Tee in 3/4 Liter Wasser kochen. Den braunen Zucker hinzufügen und abseihen.
Täglich eine Tasse dieser Mixtur als Tee trinken.

## Bronchitis, chronische

*1 TL Pu-Erh-Tee · 1 Birne · 2 EL Honig*

Den Pu-Erh-Tee, die geschälte, entkernte und klein geschnittene Birne und den Honig in einen kleinen Topf geben und nur so viel Wasser einfüllen, bis die Mischung knapp bedeckt ist. Bei schwacher Hitze etwa 15 Minuten dämpfen lassen, dann alles zusammen essen, auch die Teeblätter.
Wenn Sie diese Mischung zweimal wöchentlich zu sich nehmen, werden Sie schon sehr bald eine Besserung feststellen.

## Brustzysten

*4 große Krebszangen · 1 TL Pu-Erh-Tee · 3 Scheiben Ingwerwurzel*

*Ingwerwurzel zeichnet sich durch ein kräftiges, scharfes, dabei gleichzeitig süßliches Aroma aus.*

Die Krebszangen, den Pu-Erh-Tee und die Ingwerwurzel klein hacken und vermischen. Alles 15 Minuten in nicht mehr kochendem Wasser ziehen lassen.
Dieses einfache Gericht wöchentlich einmal zu sich nehmen – mindestens fünf Wochen hintereinander.

## Cholesterinspiegel, erhöhter (Cholesterinämie)

*15 g Weißdorn · 5 g Pfefferminzblätter (frisch oder getrocknet)*
*10 g Pu-Erh-Tee*

Weißdorn, Pfefferminzblätter und Pu-Erh-Tee mit einem Viertelliter heißem, nicht mehr kochenden Wasser übergießen.
Davon sollten Sie täglich ein bis zwei Tassen trinken. Im Laufe der regelmäßigen Anwendung werden Sie Folgendes feststellen: Erhöhter Blutdruck wird gesenkt, erhöhtes Cholesterin geht zurück, und man nimmt ab, wenn man Übergewicht hat.

***Weißdorn fördert nach den Erkenntnissen der Traditionellen Chinesischen Medizin den Qi-Fluss im Körper und aktiviert das Blut.***

## Durchfall (Diarrhö)

*1 Eigelb · ½ Banane · 1 TL Pu-Erh-Tee*
*1 kleine Knoblauchzehe · Salz*

Das Eigelb eines hart gekochten Eies und die Banane zerkleinern und mischen. Die Pu-Erh-Teeblätter, die klein geschnittene Knoblauchzehe und etwas Salz dazugeben. Die Mischung sollten Sie teelöffelweise essen.
Diese Anwendung ist besonders wirksam bei akutem Durchfall (speziell in den Sommermonaten).

## Einschlafstörungen

*⅓ TL Pu-Erh-Tee · etwas warme Milch*

Den Pu-Erh-Tee in eine große Tasse (etwa ¼ Liter Inhalt) geben. Mit nicht mehr kochendem, aber immer noch sehr heißem Wasser (85 bis 90 °C) die Tasse zur Hälfte aufgießen, den Rest mit warmer Milch auffüllen. Rund drei Minuten ziehen lassen, dann vor dem Schlafengehen trinken.

## Hämorrhoiden

*10 g Seetang (frisch oder getrocknet) · 10 g Pu-Erh-Tee*
*2 Blätter Endiviensalat · Vaselinesalbe*

Den Seetang, den Pu-Erh-Tee und den Endiviensalat zermahlen und anschließend mit etwas Vaselinesalbe mischen. Streichen Sie ein wenig Salbe auf die betroffenen Stellen. Sie werden überrascht sein, es wirkt verblüffend schnell.

## Hautausschläge (Exantheme)

*20 g frische Ingwerwurzel · 100 ml Obstessig · 10 g Pu-Erh-Tee*

Die Ingwerwurzel klein schneiden und mit dem Obstessig und den Pu-Erh-Teeblättern vermischen. Die Mischung dann 24 Stunden ziehen lassen.

Am nächsten Tag können Sie diese Flüssigkeit auf die betroffenen Hautstellen auftragen. Bei einer regelmäßigen Anwendung werden Sie nach einiger Zeit bereits eine Linderung der Beschwerden verspüren.

## Herz-Kreislauf-Störungen

*200 g frischer Tintenfisch · 1 kleine Frühlingszwiebel*
*60 g Staudensellerie · 1–2 Pepperoni (je nach Größe)*
*2 Scheiben Ingwerwurzel · 50 g frische Champignons*
*2 TL Pu-Erh-Tee · 2 EL Sojaöl · Salz*

Putzen Sie zunächst den Tintenfisch, die Frühlingszwiebel (verwenden Sie auch das Grüne), den Staudensellerie, die Pepperoni (je nach Größe), die Ingwerwurzel und die Champignons. Dann können Sie alles klein schneiden und gut miteinander vermischen. Anschließend die Pu-Erh-Teeblätter hinzufügen und alles zusammen in einer Pfanne in dem Sojaöl anbraten. Zuletzt mit wenig Salz würzen.

Dieses Gericht sollte man zweimal wöchentlich frisch zubereiten und essen. Wenn Sie diese Anwendung konsequent durchführen, sollten sich bereits nach wenigen Wochen die Herz-Kreislauf-Störungen deutlich gebessert haben.

## Herzrhythmusstörungen (Arrhythmia cordis)

*1 Rosenblüte · 1 Chrysanthemenblüte · 3 g Pu-Erh-Tee*

Die Rosenblüte und die Chrysanthemenblüte (getrocknet oder frische Blumen verwenden) im Mörser zermahlen. Dann mit dem Pu-Erh-Tee mischen und mit einem halben Liter nicht mehr kochendem, aber noch heißem Wasser übergießen und kurz ziehen lassen. Sie sollten diesen Tee noch warm über den Tag verteilt in kleinen Portionen trinken.

***Getrocknete Nahrungsmittel spielen in der chinesischen Küche, ja generell in den Küchen Asiens, eine wichtige Rolle.***

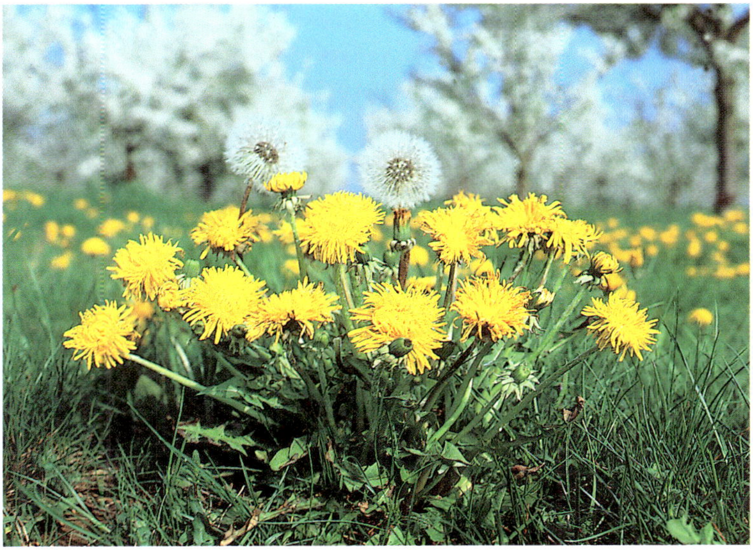

Löwenzahnblätter lassen sich nicht nur zu Heilzwecken verwenden, sondern ergeben zudem einen besonders schmackhaften Salat.

## Heuschnupfen (Pollinosis)

*2 Scheiben frische Ingwerwurzel · 1 TL Pu-Erh-Tee*
*10 frische Löwenzahnblätter*

Die Ingwerwurzel klein schneiden, mit dem Pu-Erh-Tee und den Löwenzahnblättern in einen Liter heißes, aber nicht mehr kochendes Wasser geben und zehn Minuten ziehen lassen. Anschließend sollte man mit diesem Sud das Gesicht waschen und den Sud dabei leicht einmassieren. Wichtig: Sie sollten auch Nase und Augenlider einreiben.

*Auch wenn manche Kombination der beschriebenen Rezepte für europäische Gaumen ungewohnt sein mag - ihre Wirksamkeit wird überzeugen.*

## Immunsystemstärkung

*1 großer Apfel · 1 mittelgroße Banane · 2 Birnen*
*2 Kiwis · 100 g Sauerkirschen · Honig*

Das Obst sorgfältig waschen und schälen, dann im Mixer zu einem Brei pürieren und mit Honig süßen. Mit zwei Litern Pu-Erh-Tee vermischen und diese Flüssigkeit über den Tag verteilt zu sich nehmen.

Dieser vitalisierende Mix ergänzt das Qi (die Lebensenergie) und vertreibt auch Frühjahrsmüdigkeit.

## Kopfschmerzen/Migräne

### TRANK

*1 Mandarine oder Orange (ungespritzt)*
*1 TL Pu-Erh-Tee · 2 TL Honig*

Die Mandarine oder Orange schälen, die Schale in kleine Stücke schneiden und mit einem Liter kochendem Wasser übergießen. Den Pu-Erh-Tee und den Honig hinzufügen. Die Mischung über den Tag verteilt trinken.

### ÄUSSERE ANWENDUNG

*5 getrocknete Pflaumenblätter · ½ TL Pu-Erh-Tee*

Die Pflaumenblätter und den Pu-Erh-Tee zu einem sehr feinen Pulver zermahlen. Dieses Pulver bei Kopfschmerzen durch einen Strohhalm vorsichtig einatmen – bei rechtsseitigen Kopfschmerzen den rechten Naseneingang benutzen, bei linksseitigen den linken. Bei nicht einseitigen Kopfschmerzen durch beide Naseneingänge einatmen.

## Magenschleimhautentzündung (Gastritis)

*20 g Weißdorn · 5 Datteln · 2 TL Pu-Erh-Tee*

*Im Idealfall werden für dieses Rezept die echten chinesischen Rotdatteln verwendet, kleine, rötliche und nicht sehr süße Früchte.*

Weißdorn, Datteln und Pu-Erh-Tee zusammen in einem halben Liter Wasser kurz unter dem Siedepunkt eine halbe Stunde lang köcheln lassen. Diesen Trank über den Tag verteilt jeweils vor den Mahlzeiten zu sich nehmen.

Zwei Wochen lang angewandt, verschwindet damit eine Magenschleimhautentzündung ohne zusätzliche Anwendung chemischer Präparate.

## Milchmangel nach der Geburt (Hypogalaktie)

*100 g rote Bohnen (getrocknet) · 3 TL Pu-Erh-Tee*

Die getrockneten Bohnenkerne über Nacht in kaltem Wasser einweichen, anschließend abseihen und mit den Pu-Erh-Teeblättern in einem Liter Wasser so lange köcheln lassen, bis die Bohnen weich sind. Alles abgießen und den Sud auffangen. Täglich eine Tasse dieses Suds trinken. Diese Kur ist für sieben Tage gedacht.

## Nasennebenhöhlenentzündung (Sinusitis)

*½ TL Pu-Erh-Tee · 1 frische Knoblauchzehe · 1 Zitrone*

Den Pu-Erh-Tee mit der klein geschnittenen oder zerdrückten Knoblauchzehe mischen. Die Zitrone auspressen und den Saft mit der Tee-Knoblauch-Masse vermischen. Alles rund zehn Minuten ziehen lassen, danach den Saft abgießen und in die Nase träufeln. Ein bis zwei Tropfen je Nasenöffnung sind ausreichend.

***Die Nasentropfen können Sie dreimal täglich anwenden. Meiden Sie in dieser Zeit unbedingt scharfe und fette Speisen.***

## Potenzstörungen/Frigidität

*500 g mageres Lamm- oder Kalbfleisch · 100 g frische Krabben*
*5 Scheiben Ingwerwurzel · 2 Frühlingszwiebeln · 20 g Pu-Erh-Tee*
*3 Eier · 200 g Mehl · 1 TL Salz · Sojaöl*

Das Fleisch, die Krabben, die Ingwerwurzel, die Frühlingszwiebeln und den Pu-Erh-Tee klein hacken und alles gut miteinander vermischen. Die Eier verquirlen und mit dem Mehl und dem Salz vermischen. Die klein gehackten Zutaten darin löffelweise wenden, sodass Kügelchen mit rund zwei Zentimeter Durchmesser entstehen. In einer Pfanne genügend Sojaöl erhitzen und die Bällchen darin fritieren. Täglich zehn dieser Bällchen essen.

## Regelblutung, fehlende

*15 g getrocknete Pfingstrosenblüten*
*1 TL Pu-Erh-Tee · 2 EL Honig*

Die Pfingstrosenblüten, den Pu-Erh-Tee und den Honig vermischen. Die so entstandene Masse auf den Bauchnabel schmieren und für rund 20 Minuten eine Wärmflasche darauf legen. Dies sollte normalerweise ein bis zwei Tage vor der erwarteten Regelblutung geschehen.

***Die Pfingstrose ist eine in der Naturmedizin vielseitig verwendbare Pflanze: Man benutzt sowohl die getrockneten Blüten als auch die Wurzeln.***

## Sehstörungen

*10 g weiße Chrysanthemenblüten · 5 g Pu-Erh-Tee · 2 Oliven*

Die Chrysanthemenblüten, den Pu-Erh-Tee und die klein gehackten und entkernten Oliven in ¼ Liter nicht mehr kochendes Wasser geben und zehn bis 15 Minuten ziehen lassen. Dann abseihen und als Tee trinken.

## Sodbrennen (Pyrosis)

*2 TL Pu-Erh-Tee · ½ Frühlingszwiebel*
*2 Scheiben frische Ingwerwurzel*

Den Pu-Erh-Tee, die Frühlingszwiebel (nur den weißen Teil verwenden) und die Ingwerwurzel vermischen. Alles klein hacken und in eine Mullbinde einwickeln. In siedendem Wasser etwa zehn Minuten kochen lassen, herausnehmen, etwas abkühlen lassen und noch warm auf den Bauchnabel legen. Mit einer Wärmflasche bedeckt rund 20 Minuten einwirken lassen.

## Verdauungsstörungen (Dyspepsie)

*10 g Fenchelsamen · 10 g Pu-Erh-Tee · 1 TL Honig*

Den Fenchelsamen, den Pu-Erh-Tee und den Honig vermischen. Mit ⅛ Liter heißem, aber nicht mehr kochendem Wasser übergießen und zehn Minuten ziehen lassen. Einmal täglich diese Mischung trinken.

***Fenchelsamen mit ihrer intensiven Anisnote haben eine verdauungsfördernde Wirkung.***

## Verstopfung (Obstipation)

### ERSTES REZEPT

*50 g Süßholz · 10 g Pu-Erh-Tee · 2 Stangen Spargel*
*(frisch oder eingelegt) · 2 EL Honig*

Das Süßholz und den Spargel sorgfältig zerkleinern. Das Gemüse mit dem Pu-Erh-Tee vermischen und mit dem Honig abschmecken. Dann mit einem halben Liter kochendem Wasser aufgießen. Die Mischung sollten Sie zehn Minuten ziehen lassen und anschließend abseihen. Trinken Sie den frisch zubereiteten Tee jeweils vor den Mahlzeiten.

### ZWEITES REZEPT

*½ TL Pu-Erh-Tee · 2 EL Leinsamen*

Den Pu-Erh-Tee in eine Tasse (¼ Liter Inhalt) mit heißem Wasser geben. Den Tee fünf Minuten ziehen lassen, danach abgießen und die Leinsamen in die Teeflüssigkeit geben. Die Mischung über Nacht aufquellen lassen. Dann kann man den Brei in Joghurt oder Müsli geben und essen.

## Wechseljahrebeschwerden (Klimakterium)

*250 g Enten-Brustfleisch · 5 TL Pu-Erh-Tee · 50 g Datteln*
*50 g Lotoskerne · etwas frische Ingwerwurzel*

Das klein geschnittene Entenfleisch, den Pu-Erh-Tee, die Datteln, die Lotoskerne (aus dem Asia Shop) und fünf Scheiben frische Ingwerwurzel in einem Liter Wasser kurz unter dem Siedepunkt köcheln lassen, nach Geschmack eine Prise Salz hinzufügen. Alle verwendeten Zutaten zusammen als Mahlzeit essen. Einmal pro Woche dieses Gericht zu sich nehmen.

Nach rund einem Monat werden Sie deutlich spüren, dass Ihr Körper wieder mehr Kraft hat und die unangenehmen Hitzewallungen verschwunden sind.

***Bei einer Behandlung der Wechseljahrebeschwerden verringern sich auch mit der Zeit die Schwindelanfälle und Kopfschmerzen.***

## Zuckerkrankheit (Diabetes mellitus)

Durch die beiden nachfolgenden Rezepte bzw. Gerichte tritt eine dauerhafte Verbesserung der Zuckerkrankheit nach rund drei Monaten ein.

### ERSTES REZEPT

*50 g grüne Bohnen, getrocknet · 3 TL Pu-Erh-Tee*
*3 Scheiben Ingwerwurzel*

Die Bohnen in einem Liter Wasser gar kochen, danach den Pu-Erh-Tee und die Ingwerwurzel hinzufügen. Fünf Minuten ziehen lassen, dann die festen Zutaten abseihen und den Trank in einer Flasche oder einem Gefäß aufbewahren.

Das Getränk über den ganzen Tag verteilt trinken.

***Grüne Bohnen müssen mindestens zehn Minuten kochen, damit das giftige Phasin, das sie in rohem Zustand enthalten, abgebaut wird.***

### ZWEITES REZEPT

*200 g frischer Rettich · 3 TL Pu-Erh-Tee*
*1 Tasse Reis (unbehandelt)*

Den Rettich in kleine Würfel schneiden und mit dem Pu-Erh-Tee in einem Liter Wasser zehn Minuten lang kochen. Dann den Rettich und die Teeblätter abseihen und mit dieser Flüssigkeit eine Reissuppe kochen (eine Tasse Reis auf einen Liter Flüssigkeit).

Über den Tag verteilt die Reissuppe essen.

# Das heilende Wasser

Der gütige, die Menschen liebende Qi-Gong-Meister Tian Ruisheng, der Große Meister des Xianggong, sendet jeden Abend zwischen 22 Uhr und 22.10 Uhr chinesischer Zeit Informationen an die Welt. Man kann während dieser Zeit das von ihm so genannte »Informationswasser« empfangen. Mit Hilfe dieses angereicherten Wassers lässt sich viel für die Gesundheit erreichen. Auf Menschen des westlichen Kulturkreises mag das wie Zauberei oder vielleicht Scharlatanerie wirken – das ist es aber keineswegs. Meister Tian Ruisheng ist ein großer Energiespender, und seine Energien erreichen jeden Menschen, der sie erlangen will. Dieses Informationswasser verstärkt beispielsweise die Wirkung des Pu-Erh-Tees, den man trinkt, wenn man ihn mit diesem Wasser aufgebrüht hat.

*Auch wenn Sie vielleicht erst einmal skeptisch sind – unzählige Menschen haben das so genannte »Informationswasser« bereits empfangen.*

## So empfangen Sie das Informationswasser

Wann: Von 22 Uhr bis 22.10 Uhr nach chinesischer Zeit, das bedeutet in Mitteleuropa: 15 Uhr bis 15.10 Uhr im Winter, 16 Uhr bis 16.10 Uhr im Sommer.
Wo: Wo immer Sie es wünschen, auch in Ihrer Wohnung.
Wie: Richten Sie Ihren Körper auf die Stadt Luoyang in der Provinz Henan/China (112,4 Grad östlicher Länge, 34,8 Grad nördlicher Breite).

### Was Sie benötigen

Gekochtes kaltes oder warmes Wasser, bitte keine andere Flüssigkeit, auch keinen Tee, so gesund er sonst auch sein mag.
Bereiten Sie außerdem eine Teetasse (ein Glas, eine Porzellantasse, einen Emaillebecher, eine Teekanne oder einen Aluminiumtopf) vor.

### Wie Sie vorgehen

Gießen Sie das Wasser in das vorbereitete Gefäß und stellen Sie es vor sich auf den Tisch.

Stellen Sie sich mit leicht gespreizten Beinen fest auf den Boden und entspannen Sie sich. Heben Sie die rechte Hand und richten Sie die Handfläche in der Himmelsrichtung auf Luoyang.

Ungefähr nach einer Minute empfindet man in der Handfläche ein ungewöhnliches Gefühl – ein warmes, kaltes, aufgeschwollenes, taubes, klopfendes oder schlagendes Gefühl. Das bedeutet, dass man die Informationen von Qi-Gong-Meister Tian Ruisheng empfangen hat.

Halten Sie jetzt die Handfläche direkt über das Wasser. Die Distanz zwischen der Handfläche und der Oberfläche des Wassers sollte etwa 20 bis 30 Zentimeter betragen. Nachdem die Handfläche drei Minuten still über dem Wasser verharrt hat, ist das Informationswasser fertig. Sie können es trinken oder äußerlich anwenden, zum Beispiel mit dem Wasser erkrankte Körperteile waschen. Das Informationswasser hat wunderkräftige Heilwirkungen und es verstärkt die Wirkung jedes Heiltees, der damit aufgebrüht wird. Das macht sich auch am Geschmack des Tees bemerkbar: Mit Informationswasser zubereiteter Pu-Erh-Tee schmeckt intensiver als der gleiche Tee, der mit herkömmlichem Wasser aufgebrüht wird.

***Die beschriebenen Qi-Gong-Übungen erleichtern das Abnehmen spürbar, ohne dabei in anstrengende sportliche Übungen auszuarten.***

## Qi Gong für das Wohlbefinden und zum Abnehmen

Bewegungsübungen gehören zum jahrtausendealten Fundus der Chinesen, seien es nun Qi Gong (»Energiearbeit«) oder Tai Qi Quan (»Schattenboxen«). Diese Bewegungs-, Konzentrations- und Bewusstseinsübungen lassen Energien besser strömen, wirken ausgleichend und tragen so zum körperlichen Wohlbefinden bei. Sie unterstützen Heilungsprozesse und auch das Abnehmen bei ernährungsbedingtem Übergewicht. Denn: Tai Qi Quan reguliert den Geist und dadurch auch den gesamten Körper, indem es durch Konzentration und Atemtechnik auf die innersekretorischen Drüsen einwirkt.

*Übergewicht wird hier ohne quälende Hungerkuren abgebaut.*

## Konsequentes Üben hält fit und schlank

*Viele junge Menschen in China orientieren sich in ihrem Freizeitverhalten sehr stark an westlichen Vorgaben und verlieren dadurch den Kontakt zur eigenen Kultur.*

Es ist auffällig, dass es unter der mittleren und älteren Generation der Chinesen so gut wie keine dicken Menschen gibt. Das hängt mit ihrer Lebensweise zusammen, aber auch mit der Tatsache, dass diese Chinesen täglich ihre Qi-Gong-Übungen machen. Bei der Jugend ist das heute leider anders: Westliches Fast Food ist modern, Discos und Karaoke-Bars haben die traditionellen Werte in China für viele junge Menschen abgelöst. Qi Gong ist für sie »mega-out«, das Ergebnis ist augenscheinlich: Chinas gegenwärtige Jugend wird immer dicker.

## Ein Problem und seine Auswirkungen

Übergewicht hat von Mensch zu Mensch verschiedene Ursachen. Der eine isst und trinkt zuviel, weil es ihm schmeckt, der andere deshalb, weil er Kummer hat, der dritte ernährt sich falsch, zuviel Süßes, zu wenig Gemüse, zu viel Fett, zu wenig Obst. Dazu kommen Bewegungsmangel durch moderne, hauptsächlich im Sitzen ausgeübte Berufe und lange Abende vor dem Fernseher oder in der Bar. Auf jeden Fall ist das Ergebnis immer das gleiche: Zu viele Kalorien werden nicht mehr verbrannt, sondern als Fettgewebe im Körper abgespeichert. Das ist ein Zeichen für einen verminderten Stoffwechsel. Die Auswirkungen: Um die Hüften bilden sich »Schwimmringe«, der Bauch setzt Fett an, die Oberschenkel werden schwabbelig, das Gesicht aufgedunsen, das Bindegewebe schlaff und der Atem kurz.

*Menschen, die an Übergewicht leiden, fühlen sich meist nicht mehr wohl in ihrer Haut – Grund genug, gegen die lästigen Pfunde anzugehen.*

Der Mensch ist nicht mehr auf der Höhe seiner eigentlichen Leistungsfähigkeit, auf Dauer leiden der Bewegungsapparat, das Knochengerüst; hoher Blutdruck und Kreislaufbeschwerden kommen hinzu, die Arterien verkalken zunehmend, und irgendwann drohen Herzinfarkt und Schlaganfall.

## Die Lösung: Energiearbeit und Pu-Erh-Tee

Gemäß der Traditionellen Chinesischen Medizin kann Qi Gong den Körper verjüngen und gesunden lassen. Es kann das Gewicht reduzieren und äußerlich wie innerlich schön machen. Dazu

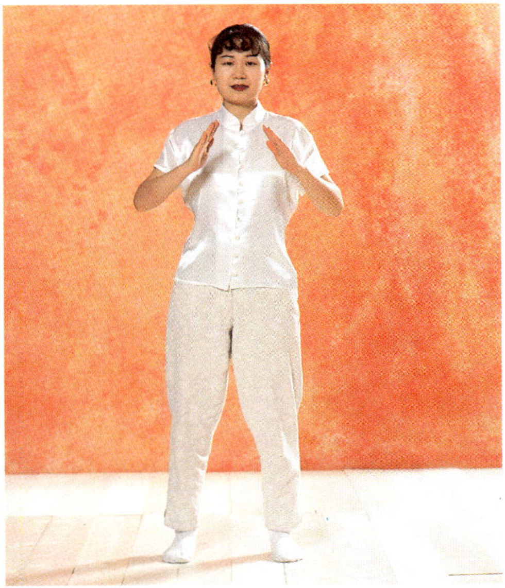

braucht man nicht zu joggen (was gerade bei übergewichtigen Menschen die Gelenke und Bänder gefährlich belasten kann) – und man muss auch keine strikte Diät einhalten! Tai Qi-Qi Gong wirkt direkt auf das vegetative, also unbewusste Nervensystem und reguliert das Gleichgewicht der innersekretorischen Drüsen.

Durch Tai Qi-Qi Gong können Sie innerhalb eines Monats vier bis acht Pfund Übergewicht loswerden – und das ohne jegliche Diät, weil die Nahrungsaufnahme durch die Energiearbeit ohnehin unbewusst beeinflusst wird. Unterstützend wirkt dabei der Pu-Erh-Tee, der in Kombination mit den Übungen eine schlagkräftige Waffe gegen Übergewicht, Arterienverkalkung und frühzeitiges Altern darstellt. Das bedeutet: Das Leben ein wenig umstellen, ein paar Minuten am Tag für die Übungen opfern, die einem schon bald in Fleisch und Blut übergehen werden, und regelmäßig Pu-Erh-Tee trinken. Eine einfachere und billigere Methode, gesund zu bleiben, gibt es nicht!

**Regelmäßige Tai-Qi-Qi-Gong-Übungen helfen dabei, das Körpergewicht auf natürlichem Wege langfristig zu regulieren.**

## Grundübung für jeden Tag

Eine ganz einfache Übung, die Sie morgens nach dem Aufstehen und abends vor dem Schlafengehen machen können, ist das »wogende Meer«.

1. Nehmen Sie mit überkreuzten Beinen bequem im Schneidersitz Platz und legen die rechte Hand auf das rechte Knie, die linke auf das linke.
2. Atmen Sie tief durch die Nase ein. Nun drehen Sie, mit dem Kopf beginnend, den Hals und dann den ganzen Körper so weit wie möglich im Uhrzeigersinn. Bei der Drehung tief ausatmen.
3. Anschließend drehen Sie den Körper gegen den Uhrzeigersinn, dann wieder im Uhrzeigersinn.

*Die Qi-Gong-Übungen verbessern das Allgemeinbefinden und unterstützen dadurch den Pu-Erh-Tee in seiner ganzheitlichen Wirkung.*

Zwischen jeder Drehung kurz in der Ausgangsstellung verharren, vor jeder Drehung wieder tief einatmen, während der Drehung tief ausatmen. Diese Übung sollten Sie 20-mal im Uhrzeigersinn machen, 20-mal gegen den Uhrzeigersinn, wobei Sie sich immer abwechselnd einmal nach rechts, einmal nach links drehen. Beugen Sie dabei Ihren Kopf so weit vor, wie es Ihnen möglich ist, ohne dass Schmerzen oder Beschwerden eintreten.

### Die Zeit zeigt die Wirkung

*Mit der Zeit wird es Ihnen bestimmt gelingen, die beschriebenen Übungen ganz selbstverständlich in Ihren Tagesablauf zu integrieren.*

Sie werden sehen, dass Ihre Ess- und Trinkgelüste von selbst nachlassen, und sie werden spüren, wie überflüssige Fettpolster langsam und dauerhaft wie von selbst verschwinden. Wichtig ist nur, dass Sie sich an diese Übung gewöhnen, dass sie ihnen in Fleisch und Blut übergeht und Sie diese Übung zweimal täglich durchführen. Und nicht minder wichtig: Nutzen Sie die unterstützende Kraft hochwertigen Pu-Erh-Tees, der Ihren Körper entgiftet und entschlackt.

## Tai Qi-Qi Gong bei Diabetes

Diabetes (Zuckerkrankheit) ist sehr oft die Folge von Übergewicht – eine Folge des allzu »guten Lebens«. Allerdings kann Diabetes auch eine genetisch bedingte und somit häufig vererbte Stoffwechselerkrankung der Insulin produzierenden Zellen im Organismus sein. Insulin ist der Stoff, der die Kohlehydrate im Blut zur Verbrennung transportiert. Ist zu wenig Insulin da, wird der Körper mit Kohlehydraten (Zucker) überschwemmt.

*Nicht umsonst nennt man, nicht nur in China, den ernährungsbedingten Diabetes die »Krankheit des Wohlstandes«.*

Nach den jahrtausendealten Erkenntnissen der Traditionellen Chinesischen Medizin (TCM) liegt bei Diabetes eine Schwäche des Dünndarm-, Dickdarm- und Lebermeridians vor, sodass der Körper unter einem hohen Verlust an Yin leidet. Hauptsymptome bei Diabetes sind großer Durst und somit ein auffallend erhöhter Flüssigkeitsbedarf, der eine erhöhte Urinausscheidung zur Folge hat, sowie Erschöpfungszustände, auffällige Konzentrationsstörungen und spätere Sehstörungen. Labortests ergeben: Der Zucker im Blut ist erhöht.

Mit der folgenden Tai-Qi-Qi-Gong-Übung ist es möglich, die Yin-Energie zu ergänzen.

1. Vor der im Folgenden beschriebenen Übung sollte man die Toilette aufsuchen und Wasser lassen; bei starkem Durstgefühl vorher etwas trinken – gut ist mineralsalzarmes Wasser ohne Kohlensäure oder ein bis zwei große Tassen Pu-Erh-Tee, der mit mineralsalzarmem Wasser aufgebrüht wurde. Die im Wasser gelösten Mineralsalze hemmen die Flüssigkeitsausscheidung über die Nieren.
2. Nehmen Sie eine sitzende Stellung ein. Das rechte Bein anwinkeln, das linke bleibt gestreckt. Beide Hände auf die Knie legen.
3. Sie atmen ein und konzentrieren sich dabei auf den Bauchnabel. Stellen Sie sich vor, dass durch den Bauchnabel die Yin-Energie in den Körper fließt. Atmen Sie in kurzen Zügen aus.
4. Jetzt sollten Sie das linke Bein abwinkeln und das rechte strecken. Beide Hände liegen auf den Knien. Nun konzentrieren Sie sich auf den Punkt zwischen beiden Augenbrauen (»Drittes Auge«). Atmen Sie tief ein (durch das »Dritte Auge«). Anschließend atmen Sie in kleinen Zügen aus.

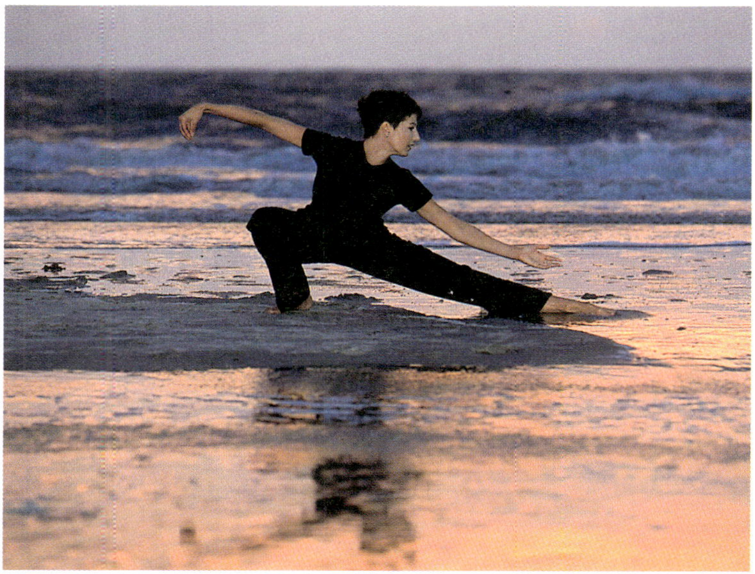

Qi Gong schafft körperliche und geistige Harmonie durch Schulung der geistigen Konzentration und Aufmerksamkeit sowie durch richtiges Atmen: Energetische Blockaden lösen sich, und das Qi fließt wieder frei.

# Diät und Pu-Erh-Tee

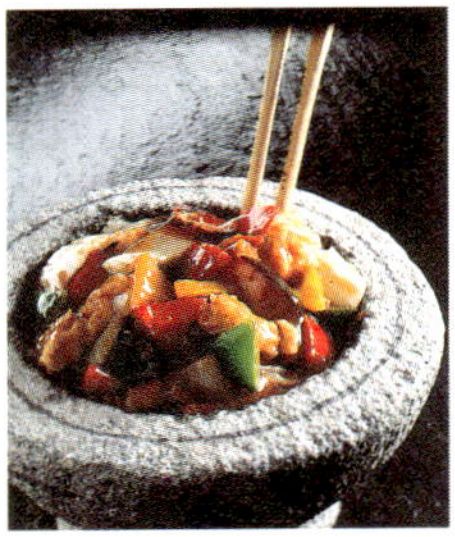

Die kurzen Garzeiten garantieren Gemüse »mit Biss«, das noch alle wichtigen Inhaltsstoffe besitzt.

**Wer dauerhaft und mit Erfolg abnehmen will, muss in aller Regel seine Ernährung umstellen. Die chinesische Küche, weltbekannt als schmackhaft, dabei aber leicht und bekömmlich, ist gar nicht so exotisch oder schwer zu beherrschen, wie manch einer glaubt. Ganz im Gegenteil: Wer sie erst einmal kennengelernt hat, wird sich meist eher für einen chinesischen Gang als für eine schwere europäische Mahlzeit entscheiden – weil diese Art der Nahrung wunderbar schmeckt, angenehm sättigt, ohne das Kalorienkonto zu überziehen, in der Regel ganz schnell zuzubereiten ist und dem Körper spürbar gut tut.**

## Die Diät-Woche

Auf den nächsten Seiten finden Sie einen ausgewählten Menüplan, der dafür sorgen wird, dass Sie am Ende der Woche mindestens zwei Kilogramm verloren haben werden. Bei größeren Fettreserven ist sogar ein noch größerer Gewichtsverlust wahrscheinlich.

*Der Alkohol des Reisweins verflüchtigt sich beim Kochen und hat keinerlei schädliche Wirkungen.*

Alle Rezepte gelten für vier Personen. Selbstverständlich können Sie nach der Wochenkur einige der Rezepte in Ihren normalen Speiseplan einbauen. Wundern Sie sich nicht, wenn in den Rezepten Öl, Zucker, Salz oder sogar Alkoholisches wie Reiswein vorkommt. Alles ist am richtigen Platz und hat seine richtige Funktion. Nur eines sollten Sie während der Kur beachten: Trinken Sie keinen Alkohol!

Ergänzend zu diesem Menüplan sollte es Ihnen zum täglichen Ritual werden, jeden Morgen gleich nach dem Aufstehen eine Tasse Pu-Erh-Tee zu trinken. Weiter sollten Sie über den Tag verteilt insgesamt mindestens fünf große Tassen Pu-Erh-Tee trinken. Dazu mindestens einen Liter natriumarmes Mineralwasser oder Leitungswasser.

### Die Alkohol-Regel

Während der Pu-Erh-Diät sollten Sie auf keinen Fall Alkohol zu sich nehmen, auch nicht in kleinen Mengen. Halten Sie diese Regel strikt ein, und erlauben Sie sich keine Ausnahme, um den Erfolg der Diät nicht zu gefährden.

## Schonendes Garen im Dämpftopf

Der Dämpftopf ist ein in China weit verbreitetes und preiswertes Küchenhilfsmittel aus Bambusgeflecht. Runde Siebe mit einem erhöhten Rand können fest übereinander gestapelt werden, das oberste Sieb wird mit einem leichten Deckel aus Bambusgeflecht abgedeckt. Man stellt diesen Dämpftopf auf eine Tasse, einen tiefen Teller oder einen Dreifuß in einen größeren Topf aus Metall, den man so weit mit kochendem Wasser auffüllt, dass das Wasser an das untere Sieb heranreicht, das Gargut aber nicht berührt. Stellen Sie den Metalltopf auf eine Gasflamme oder Elektroherdplatte und lassen Sie das eingefüllte Wasser stark kochen. Ab und zu müssen Sie heißes Wasser nachfüllen, um den Garvorgang nicht abbrechen zu lassen. Der Dampf steigt nach oben und gart die im Dämpftopf eingelegten Lebensmittel.

*Dämpfen ist eine in der chinesischen Küche weit verbreitete Zubereitungsmethode. Man verwendet dafür einen speziellen Dämpftopf aus Bambusgeflecht.*

In der Regel hat ein Dämpftopf drei oder vier Etagen, die man übereinanderstapeln kann. Im Dämpftopf gart man schonend und verträglich, er ist – auch für westliche Gerichte, zum Beispiel Fisch, kleine Fleischbällchen oder Gemüse – eine wunderbare Alternative zu den »aggressiveren« Garmethoden, die sonst angewandt werden. Die Anschaffung eines Dämpftopfs empfiehlt sich immer, zumal diese einfachen Geräte ausgesprochen preisgünstig in China-Läden und Asia-Shops erhältlich sind.

## Die Fixpunkte der Menüs

Als Beilage zu den Hauptgerichten am Mittag gibt es immer eine Portion Reis, am besten chinesischen Klebreis aus dem China-Laden. Bereiten Sie eine große Tasse Reis pro Mahlzeit zu.

Die stets frischen Zutaten werden im chinesischen Dämpftopf besonders schonend zubereitet.

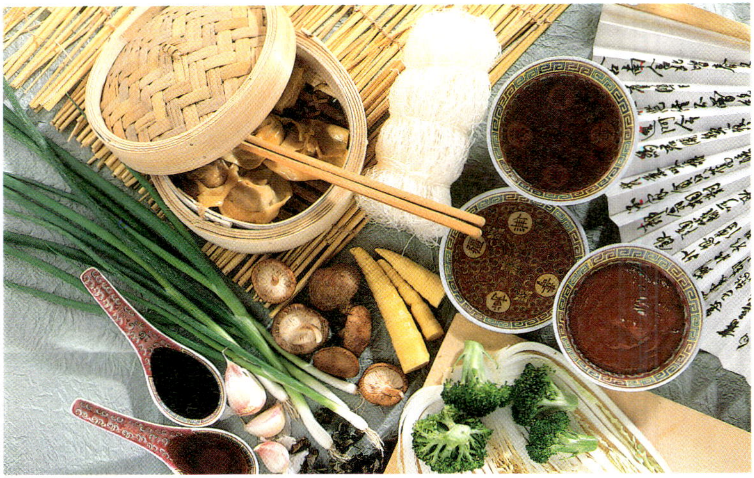

Das Frühstück ist an allen Tagen gleich. Wie bei den Chinesen üblich, gibt es eine Tasse Reissuppe, die Sie für ein paar Tage auf Vorrat zubereiten und am Morgen portionsweise aufwärmen können.

## REZEPT FÜR CHINESISCHE REISSUPPE

*1 Suppenhuhn · Salz · 2 Bund Suppengrün*
*5 Knoblauchzehen · 1 TL Ingwerwurzel, gehackt · Reis*
*Schnittlauch oder Frühlingszwiebeln*

Zwei Liter Wasser mit einer Prise Salz zum Kochen bringen. Das Huhn, das Suppengrün, die klein geschnittenen Knoblauchzehen und die gehackte Ingwerwurzel hineingeben und mindestens eineinhalb Stunden leise köcheln. Die Brühe durchsieben und erkalten lassen. Alles Fett, das sich auf der Oberfläche abgesetzt hat, abschöpfen.

*Wenn der Klebreis nicht in Wasser gekocht, sondern in Dampf gegart wird, bleibt er körnig und wunderbar locker.*

Den Reis nach Packungsvorschrift garen, nicht salzen.

Pro Tasse drei Esslöffel gekochten Reis in die Brühe geben. Die fertige Reissuppe mit gehacktem Schnittlauch oder Frühlingszwiebeln würzen und servieren. Als Alternative können Sie die Suppe auch mit sauer eingelegtem Gemüse, das es in jedem China-Laden gibt, würzen.

# Erster Tag

## Frühstück

Eine Tasse chinesische Reissuppe

## Mittagessen

### GEDÄMPFTE SCHWEINERIPPCHEN MIT SCHWARZER BOHNENSOSSE

*700 g fleischige Brustrippchen vom Schwein*
*2 EL schwarze Bohnen (gesalzene Sojabohnen aus dem China-Laden) · 1 Knoblauchzehe · 2 EL Sojasauce*
*1 TL Maisstärke · 1 EL Zucker · 1 Frühlingszwiebel*

Die Schweinerippchen in mundgerechte Stücke hacken und in eine Schüssel geben. Die Bohnen unter fließendem Wasser abspülen, abtropfen lassen und zerdrücken. Mit dem fein gehackten Knoblauch, der Sojasauce, der Stärke und dem Zucker vermischen und die Masse auf den Rippchen verteilen.

Die Rippchen auf die Siebe eines chinesischen Dämpftopfs legen und solange dämpfen, bis sie gar sind. Der Garprozess kann je nach Beschaffenheit und Dicke des Fleisches etwa eine Stunde oder auch etwas länger dauern.

Zum Schluss noch die klein gehackte Frühlingszwiebel roh darüber geben. Dieses Gericht sollten Sie heiß servieren.

***Die gesalzenen Sojabohnen eventuell vor der Verwendung kurz unter Wasser abspülen, damit das Gericht nicht zu salzig wird.***

## Zwischenmahlzeit

1 Mandarine

## Abendessen

### MELONENSUPPE

*6 getrocknete chinesische Pilze, z. B. Wolkenohren*
*500 g Wassermelone · ¾ l Hühnerbrühe (Rezept wie bei der chinesischen Reissuppe, Seite 92)*
*1 dicke Scheibe gekochter, magerer Schinken*

Die Pilze einweichen, das Wasser abgießen, die Stiele entfernen und die Kappen vierteln.

***Wolkenohren werden bestimmte getrocknete Pilze genannt, deren Form ein wenig an diese Himmelsgebilde erinnert.***

Die Melone schälen, alle Kerne entfernen und faseriges Gewebe herausschaben. Das Melonenfleisch zuerst in Scheiben und dann in mundgerechte Stücke schneiden.
Die Hühnerbrühe, Melone und Pilze in einem Topf aufkochen und dann halb zugedeckt 15 Minuten köcheln lassen.
Den Schinken in feine Streifen schneiden und vor dem Servieren in die Suppe geben.

# Zweiter Tag

## Frühstück

Eine Tasse chinesische Reissuppe

## Mittagessen

### FISCH MIT PAPRIKA

*500 g Meeresfisch (z. B. Rotbarsch) · 1 TL frische Ingwerwurzel*
*1 EL Reiswein · 1 große rote Paprikaschote · ½ Tasse Strohpilze oder Champignons · Sojaöl · 1 Knoblauchzehe · 1 EL Schalotten*
*1 TL Stärke · Salz · Zucker · Pfeffer*
Für die Sauce
*5 EL fettarme Brühe · 1 EL Tomatenmark · 1 EL Sojasauce*
*1 EL chinesischer Essig*

***Wenn Sie keine chinesischen Strohpilze bekommen, können Sie problemlos auch einheimische Champignons nehmen.***

Den Fisch säubern und mit dem fein gehackten Ingwer und Wein mischen. Den Fisch innen und außen damit einreiben und etwa 15 Minuten stehen lassen.
Die Paprika und die Pilze in Streifen schneiden.
Das Sojaöl in einem Wok oder einer Pfanne erhitzen. Die fein gehackte Knoblauchzehe hineingeben, bis sie zu duften beginnt. Anschließend die klein geschnittenen Schalotten hineingeben und anbraten lassen.
Den Fisch zugeben, von beiden Seiten anbraten und danach bei kleiner Hitze zugedeckt 15 bis 20 Minuten schmoren lassen. Die Saucenzutaten mischen.
Den Fisch auf einer heißen Platte anrichten, warm stellen.

Nochmals etwas Sojaöl erhitzen und Paprika und Pilze eine Minute bei guter Hitze braten. Mit der Sauce löschen.
Die Gewürze zugeben, Stärke mit etwas kaltem Wasser anrühren und in die Sauce geben. Sauce nochmals aufkochen und über den Fisch gießen.

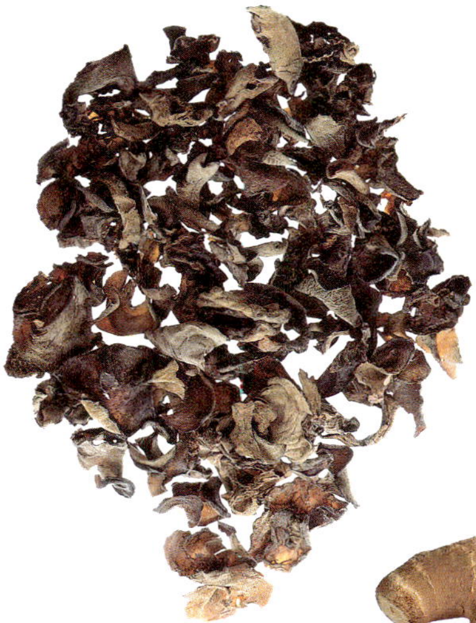

Frischer Ingwer besitzt einen würzigen, scharfen Geschmack, der so manchem Gericht erst die typische Note verleiht.

**Zwischenmahlzeit**
Eine große Scheibe Ananas

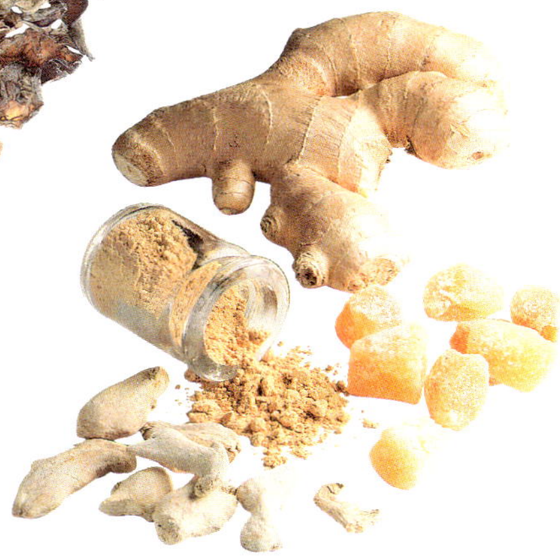

## Abendessen
### MUSCHELSUPPE

*5–6 getrocknete Mu-Erh-Pilze*
*1 EL Sojaöl · 1 EL Frühlingszwiebeln*
*2 Knoblauchzehen · 1 Scheibe*
*frischer Ingwer · 1 Abalonenfilet (Tiefseemuscheln)*
*1 EL gekochte Erbsen (aus der Dose) · 1 TL Sojasauce*
*½ TL Salz · ½ TL Honig · 1 TL Maisstärke*

Die Pilze etwa eine Stunde in kaltem Wasser einweichen und dann klein schneiden.
Das Sojaöl in einem Wok oder einer Pfanne erhitzen. Die Frühlingszwiebeln fein hacken, den Knoblauch zerdrücken, den Ingwer fein hacken und mit den Pilzen hineingeben und alles etwa eine Minute schmoren lassen.
Die Abalone in feine Streifen schneiden, zusammen mit den Erbsen zufügen und alles unter Umrühren nochmals eine halbe Minute schmoren.
Die Sojasauce, das Salz und den Honig daruntergeben und einrühren. Stärke in wenig kaltem Wasser auflösen, in die Suppe rühren, bis sie leicht andickt.

*Sojasauce ist das wohl wichtigste Würzmittel der chinesischen Küche. Scharfe Sojasauce enthält zusätzlich Chilischoten.*

# Dritter Tag

## Frühstück

Eine Tasse chinesische Reissuppe

## Mittagessen

### RÜHREI MIT PILZEN

*Beim Einkaufen darauf achten, Glasnudeln nicht mit Reisnudeln zu verwechseln, da sie sich äußerlich kaum unterscheiden.*

*4–6 schwarze Pilze (getrocknet) · ½ Tasse Wolkenohren (getrockneter Baumpilz) · 5 Eier · 1 EL Sojasauce · Sojaöl · 1 Knoblauchzehe · ½ TL Ingwer · ½ Tasse Bohnensprossen · Salz · Pfeffer*

Die getrockneten Pilze in kaltem Wasser einweichen. 3 EL von der Pilzbrühe abmessen. Beide Pilzsorten in kleine Stücke schneiden, die harten Stempel entfernen.
Die Eier verquirlen, Pilzbrühe und Sojasauce untermischen.
Das Sojaöl in einem Wok oder einer Pfanne erhitzen.
Den Knoblauch und Ingwer fein hacken und kurz darin anbraten, bis beide stark zu duften beginnen. Die Pilze zufügen. Nach einer Minute die Bohnensprossen zu den Pilzen geben und alles nochmal eine Minute braten.
Zum Schluß die Eiermasse zugießen und braten, bis sie fest ist.
Vor dem Servieren mit Salz und Pfeffer würzen.

## Zwischenmahlzeit

1 Kiwi

## Abendessen

### SCHARF-SAURE SUPPE

*In der chinesischen Küche wird meist Sojaöl verwendet, manchmal auch Erdnussöl – auf keinen Fall jedoch Olivenöl.*

*100 g magere Hühnerbrust · 1 EL Mehl · Salz · Pfeffer · Sojaöl*
*6 Tassen Hühnerbrühe, entfettet · 3 aufgeweichte Strohpilze, in Streifen geschnitten · 10 g Glasnudeln · ½ Tasse Bambussprossen*
*1 Stück Lauch (zehn Zentimeter) · 50 g Krabben*
*2 EL Sojasauce · 2 EL chinesischer Reisessig · 3 Eier*
*Salz · Pfeffer · Chilisauce (Fertigprodukt) · 2 EL Maisstärke*

Das Fleisch in hauchdünne, rund zwei Zentimeter lange Streifen schneiden, mit Mehl, Salz und etwas Pfeffer vermischen.

Das Sojaöl in einem Topf erhitzen, das Fleisch darin unter stetigem Rühren scharf durchbraten. Dann mit der Hühnerbrühe ablöschen und zum Kochen bringen.
Die Strohpilze in kaltem Wasser einweichen, die Glasnudeln ebenfalls in kaltes Wasser legen.
Die Bambussprossen in feine Streifen, den Lauch in dünne Scheiben schneiden und zuletzt die Strohpilze klein schneiden. Zusammen mit den abgetropften Glasnudeln und den Krabben in den Topf geben.
Die Stärke, die Sojasauce und den Essig dazugeben.
Die Eier verquirlen, in die Suppe rühren und alles zwei Minuten lang kochen. Die Suppe mit Salz, Pfeffer und Chilisauce abschmecken. Zuletzt die mit etwas kaltem Wasser verrührte Maisstärke dazugeben und kurz aufkochen lassen, bis die Suppe sämig ist. Sofort vom Feuer nehmen und servieren.

***Wenn Sie eine Woche lang durchhalten, werden Sie mindestens zwei Kilo abnehmen – bei hohem Übergewicht vielleicht auch mehr.***

## Vierter Tag

### Frühstück

Eine Tasse chinesische Reissuppe

### Mittagessen

#### SCHWEINEFLEISCH MIT PAPRIKA UND BOHNEN

*200 g mageres Schweineschnitzel · 1 EL Sojasauce*
*100 g schwarze eingelegte Soja- oder Mungobohnen*
*je 1 grüne und rote Paprikaschote · Sojaöl · 1 Eiweiß*
*2 EL Austernsauce*

Die Schnitzel in hauchdünne, etwa zwei Zentimeter lange Streifen schneiden, mit der Sojasauce marinieren und zehn Minuten ziehen lassen.
Das Eiweiß schlagen, bis es steif wird und dann mit dem Fleisch vermischen.
Die gesalzenen, eingelegten Sojabohnen (oder Mungobohnen) gut wässern und abtropfen lassen.

*Und nicht vergessen: über den Tag verteilt mindestens fünf große Tassen Pu-Erh-Tee trinken. Dadurch wird der Diät-Effekt erheblich gesteigert.*

Die Paprikaschoten in Stücke schneiden.
Das Öl in einem Wok oder einer Pfanne erhitzen. Die Fleischscheiben darin kurz anbraten. Die Paprika und Bohnen zugeben und zwei Minuten mitbraten.
Zum Schluss die Austernsauce gut untermischen und noch heiß servieren.

### Zwischenmahlzeit

1 Orange

## Abendessen

### SCHARFE GEFLÜGELLEBER-SUPPE

*500 g Geflügelleber · 2 EL frische Ingwerwurzel · 3 EL Schalotten*
*3 Eier · Salz · Pfeffer · Chilipulver · 1 EL Reiswein*
*6 Tassen Hühnerbrühe · 1 Bund Korianderkraut, fein gehackt*

Die Geflügelleber ganz fein hacken, eventuell Gewebefasern entfernen.
Den Ingwer und die Schalotten ebenfalls sehr klein hacken und mit der gehackten Leber vermischen.
Die Eier verquirlen, mit einer Prise Salz und Pfeffer und großzügig mit Chilipulver würzen. Dann die Eier mit dem Reiswein und einer halben Tasse Brühe unter die Leber mischen.
Aus dieser Masse Bällchen von zwei Zentimeter Durchmesser formen und die Bällchen auf die Siebe eines chinesischen Dämpftopfs setzen. Die Geflügelbällchen bei hoher Dampfentwicklung etwa 15 bis 20 Minuten dämpfen lassen.
Die fertigen Bällchen in eine Suppenterrine geben, die restliche Hühnerbrühe erhitzen, über die Bällchen gießen.
Das Korianderkraut fein hacken und die Suppe vor dem Servieren damit bestreuen.

Ob süß-sauer oder scharf – die Suppe ist ein wichtiger Bestandteil eines asiatischen Menüs.

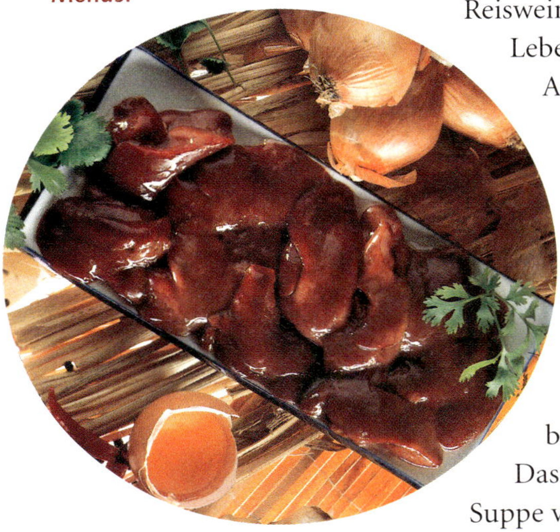

# Fünfter Tag

## Frühstück

Eine Tasse chinesische Reissuppe

## Mittagessen

### RINDFLEISCH MIT SÜSS-SAURER SAUCE

*300 g mageres Rindfleisch aus der Keule · 1–2 EL Stärke*
*1 EL Reiswein · Sojaöl · Pfeffer*
Für die Sauce
*5 EL Hühnerbrühe · 1 EL braune Bohnensauce · 2 EL Sojasauce*
*1 EL Reiswein · 1 EL chinesischer Reisessig · 1 TL Zucker*
*1 EL Schalotten, fein gehackt · 1 TL frischer Ingwer, fein gehackt*

Das Rindfleisch in hauchdünne, rund fünf Zentimeter lange Streifen schneiden und in der Stärke wälzen. Überschüssige Stärke gut abklopfen.

Die Zutaten für die Sauce gut mischen. Etwas Sojaöl in einem Wok oder einer Pfanne erhitzen.

Das Fleisch in dem Öl scharf anbraten und bei kleiner Hitze zugedeckt etwa zehn Minuten schmoren lassen.

Die fertige Sauce gut untermischen und alles nochmals kurz schmoren lassen, bis die Sauce etwas eingekocht ist. Das Gericht noch heiß servieren.

***Die beschriebenen Rezepte gelten für vier Personen. Bestimmt wird es Ihrer Familie leicht fallen, an dieser wohlschmeckenden Diät teilzunehmen.***

## Zwischenmahlzeit

1 Apfel

## Abendessen

### ZUCKERMAIS-SUPPE

*50 g mageres Hühnerfleisch · 1 EL Reiswein · Sojaöl · Pfeffer*
*Salz · 1 Ei · 1 TL Sojasoße · 6 Tassen fettarme Hühnerbrühe*
*200 g Zuckermais (aus der Dose) · Salz · Pfeffer · ½ EL Sesamöl*
*1 EL Koriander*

Das Hühnerfleisch in sehr feine Streifen schneiden und mit dem Reiswein vermischen.

*Bambussprossen sind die Sprösslinge der Bambuspflanze, wobei je nach Jahreszeit zwischen Frühlings- und Winterbambussprossen unterschieden wird.*

Etwas Sojaöl in einem Wok oder einer Pfanne erhitzen. Das Fleisch eine Minute unter Rühren braten, bis es Farbe angenommen hat, mit Pfeffer und Salz würzen. Warm stellen.
Das Ei mit der Sojasauce vermischen.
Die Hühnerbrühe aufkochen und die Ei-Soja-Mischung hineinrühren. Den Mais und das Hühnerfleisch zugeben.
Die Suppe mit Salz und Pfeffer nachwürzen und nach dem Aufkochen von der Feuerstelle nehmen.
Das Sesamöl darüber träufeln und die Suppe mit dem fein gehackten Koriander bestreut servieren.

## Sechster Tag

### Frühstück

Eine Tasse chinesische Reissuppe

### Mittagessen

#### FISCH MIT PILZEN UND BAMBUSSPROSSEN

*300 g Fischfilet · Salz · 10 mittelgroße Mu-Erh-Pilze*
*Sojaöl · 1 EL frischer Ingwer · 2 EL Frühlingszwiebeln*
*250 g Bambussprossen · 250 g Chinakohl*
*½ Tasse Hühnerbrühe · 1 EL Stärke, mit Wasser angerührt*
Für die Sauce
*1 EL Reiswein · 1 EL Sojasauce · 1 EL Austernsauce · Salz · Pfeffer*

*Austernsauce wird aus verschiedenen Gewürzen, Stärke und Austernextrakt hergestellt. Billige Austernsaucen schmecken oftmals zu salzig.*

Das Fischfilet in zwei mal zwei Zentimeter dicke Stücke schneiden und salzen.
Die Pilze in kaltem Wasser einweichen, anschließend harte Stiele abschneiden und die Kappen halbieren oder vierteln.
0,1 Liter Pilzbrühe mit den übrigen Saucenzutaten verrühren.
Das Öl in einem Wok oder einer Pfanne erhitzen. Den fein gehackten Ingwer und die klein geschnittenen Frühlingszwiebeln kurz darin anbraten, bis sie zu duften beginnen. Die Pilze und die Bambussprossen zufügen und zwei Minuten mitbraten. Diese Mischung jetzt herausnehmen und warm stellen.

Den Chinakohl in feine Streifen schneiden und im selben Öl etwa eine halbe Minute braten, mit Hühnerbrühe ablöschen und die angerührte Sauce zufügen. Alles aufkochen und eine Minute ziehen lassen.
Den Chinakohl mit einem Schaumlöffel aus der Sauce nehmen.
Die Fischwürfel in die Sauce geben und zwei bis drei Minuten ziehen lassen, bis sie gar sind, aber noch nicht zerfallen.
Den Fisch mit den warmgehaltenen Pilzen und Bambussprossen auf einer Platte anrichten und mit Kohl umlegen.
Die Stärke mit etwas kaltem Wasser anrühren und in die Sauce geben, alles einmal aufkochen lassen, über das Gericht gießen und anschließend servieren.

### Zwischenmahlzeit
1 Mandarine

## Abendessen
### HÜHNERBRUST-BRÜHE
*100 g Hühnerbrust · ½ Eiweiß · Stärke · Sojaöl*
*1 TL frischer Ingwer, fein gehackt · 1 EL Schalotten, fein gehackt*
*200 g Bambussprossen, in Streifen geschnitten · Salz · Zucker*
*Pfeffer · 3 EL Reiswein · 3 Tassen Hühnerbrühe*

Die Hühnerbrust in feine Streifen schneiden, mit dem Eiweiß und einem Teelöffel Stärke vermischen.
Etwas Sojaöl in einem Wok oder einer Pfanne erhitzen, das Fleisch darin schnell gar braten. Dann herausnehmen und gut abtropfen lassen.
Den Ingwer fein hacken, die Schalotten klein schneiden, den Bambus in Streifchen schneiden und in das Öl geben. Eine Minute braten. Mit je einer Prise Salz, Zucker und Pfeffer würzen, den Reiswein darüber träufeln und sofort die Brühe zugießen.
Nach dem Aufkochen das Fleisch zufügen.
Einen Esslöffel Stärke mit etwas kaltem Wasser anrühren und die Brühe damit binden.
Die Suppe vor dem Servieren nochmals abschmecken.

***Wenn kein Reiswein zur Hand ist, kann er notfalls durch einen Sherry Medium Dry ersetzt werden.***

# Siebter Tag

## Frühstück

Eine Tasse chinesische Reissuppe

## Mittagessen

### BACKHUHN-TOPF

*1 Suppenhuhn (1000 g) · ¾ Tasse Hühnerbrühe · 2 chinesische schwarze Pilze · Sojaöl*

Für die Marinade

*3 EL Sojasauce · 3 EL Reiswein · 1 EL frischer Ingwer, gehackt*
*2 Knoblauchzehen, fein gehackt · Salz · Pfeffer · 1 EL Schalotten, fein gehackt*

Für die Sauce

*¼ Tasse Hühnerbrühe · 1 TL Austernsauce · 1–2 TL Maisstärke*
*Salz · Fünfgewürzpulver (Fertigmischung aus schwarzem Pfeffer, Sternanis, Fenchelsamen, Nelken und chinesischem Zimt)*

Das chinesische Backhuhn ist eine ausgesprochen delikate und leichte Alternative zu unserem Grillhähnchen.

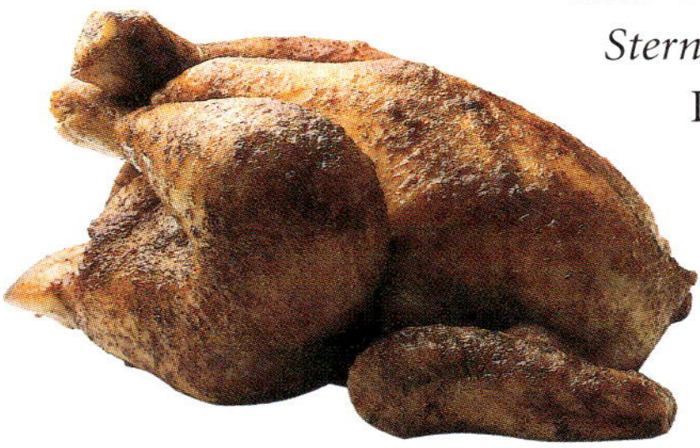

Das Huhn säubern und vierteln. Die Zutaten für die Marinade mischen und das Huhn darin mindestens 30 Minuten marinieren, ab und zu wenden.

Die Pilze einweichen und die Kappen in kleine Würfel schneiden. Die Einweichbrühe der Pilze (ca. 0,1 Liter) zu der Hühnerbrühe geben.

Die Fleischstücke aus der Marinade nehmen und abtropfen lassen. Die Marinade mit ihren festen Bestandteilen zu der Hühnerbrühe gießen und vermischen.

Etwas Sojaöl in einem Brattopf erhitzen und die Fleischstücke darin anbraten, bis sie Farbe angenommen haben. Mit der Brühe ablöschen. Die Pilze zugeben und zugedeckt eine halbe Stunde dünsten. Das Fleisch herausnehmen, in kleine Stücke schneiden und auf einer Platte anrichten.

Den Bratensaft mit der Austernsauce und der Hühnerbrühe-Marinade mischen und die mit Wasser verrührte Stärke zugeben. Die Sauce eindicken lassen und nochmals kurz aufkochen, würzen und über die Fleischstücke gießen.

*Das so genannte Fünfgewürzpulver ist eine in China sehr gängige Gewürzmischung.*

### Zwischenmahlzeit

1 Scheibe Ananas

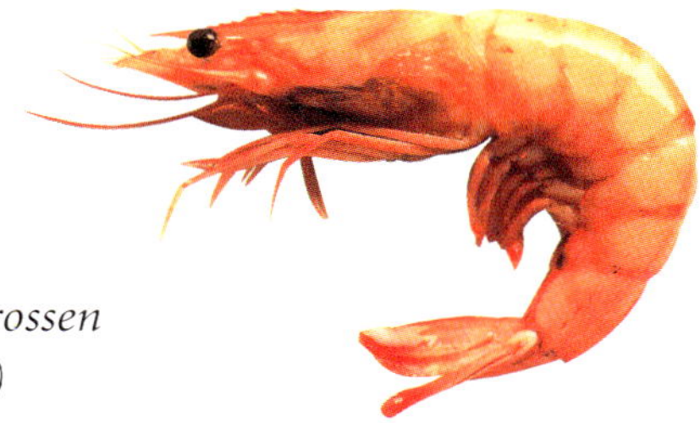

### Abendessen

**EIER-BLUMEN-SUPPE**

*2 Zwiebeln · ¾ l Hühnerbrühe · 150 g Bambussprossen*
*Zucker · 1 EL Sojasauce · 75 g Krabben (geschält)*
*1 EL Reiswein · Salz · Pfeffer · 1 Ei*

Die Zwiebeln in grobe Stücke schneiden und mit der Brühe in einem Topf zehn Minuten kochen. Die Bambussprossen in dünne Streifen schneiden und mit einer Prise Zucker, der Sojasauce und den Krabben zufügen und alles zum Kochen bringen. Den Reiswein zugeben und nach Geschmack leicht salzen und pfeffern. Das Ei schlagen und in die heiße Suppe gießen, dabei gut durchrühren. Die Suppe sofort servieren.

Mit den Krabben wird eine einfache Hühnerbrühe zum kulinarischen Erlebnis der besonderen Art.

## Die Pu-Erh-Blitz-Diät

Vor so genannten »Crash-Diäten«, bei der die Nahrungsaufnahme für eine Zeitlang drastisch reduziert wird, ist grundsätzlich zu warnen. Sie zeigen anfangs zwar meist ein vermeintlich gutes Ergebnis, letztendlich bleiben sie aber wieder wirkungslos. Denn: Dem Körper werden während einer solchen Hunger-Diät wichtige Nährstoffe vorenthalten, sodass er die Fettpolster im Körper angreift. Ernährt er sich danach wieder wie zuvor, »erinnern« sich die Fettzellen und »greifen erbarmungslos zu«, sodass der erste schöne Erfolg schnell wieder dahin ist. »Yo-Yo-Effekt« nennen das die Ernährungswissenschaftler: Erst geht das Gewicht recht schnell runter, doch anschließend wie beim Yo-Yo-Spiel auch wieder flugs hoch. Alle Anstrengung war somit vergebens.

*Häufig zeigen drastische Hungerkuren zwar kurzzeitig Erfolg, meist kehren die verlorenen Pfunde jedoch schnell wieder zurück. Dies zu verhindern, hilft Pu-Erh-Tee.*

### Pu-Erh-Tee vermindert den Appetit

Pu-Erh-Tee, und besonders der Pu-Erh-Tee der Kaiser, ist ein ganz natürlicher Appetitzügler. Er spielt bei der folgenden Diät, die man eine Woche lang durchhalten sollte, eine sehr wichtige Rolle. Zugegeben, diese Diät erscheint sehr hart. Sie werden aber verwundert feststellen, dass die Hungergefühle längst nicht so stark ausgeprägt sind wie bei anderen Intensiv-Diäten. Dafür sorgt der Pu-Erh-Tee mit seinen feinstofflichen Informationen an die Körperzellen. Mit dieser Diät haben manche Adipositas-Patienten pro Woche zehn Kilogramm abgenommen, ohne sie hinterher wieder zuzunehmen. Sie sorgt ferner dafür, dass zuviel gespeicherte Flüssigkeit aus dem Körper ausgeschieden wird.

### Morgens nüchtern

*Wenn auf nüchternen Magen mit Pu-Erh-Tee gegurgelt wird, kann dieser seine Entschlackungs- und Entgiftungskünste am besten entfalten.*

Einen Teelöffel Pu-Erh-Tee (oder Tee der Kaiser) mit einem halben Glas nicht mehr kochendem Wasser (0,1 Liter) übergießen, fünf Minuten ziehen lassen und dann abseihen. Diesen stark konzentrierten Tee bitte nicht trinken, sondern in den Mund nehmen und im Mund hin- und herbewegen. Anschließend damit gurgeln und dann ausspucken. So wird ein wichtiger Entgiftungsprozess im Körper angeregt.

### Frühstück

Einen Obstteller mit Früchten der Saison zubereiten und mit Honig süßen, beispielsweise eine halbe Banane, einen Apfel, eine Kiwi und eine Orange. Nach dem Frühstück dem Körper keine weitere Flüssigkeit mehr zuführen.

### Mittags, zwischen 11 und 13 Uhr

*Wichtig für den Erfolg der Kur ist, dass nach dem Frühstück keine weitere Flüssigkeit mehr getrunken wird.*

Aus einem knappen halben Teelöffel Pu-Erh-Teeblättern einen Liter Pu-Erh-Tee zubereiten und trinken. Zubereitung: erster Aufguss 20 Sekunden, zweiter Aufguss 30 Sekunden, dritter Aufguss eine Minute und vierter Aufguss eineinhalb Minuten.
Gegen 13 Uhr essen Sie einen großen Teller mit frischem Salat, der nur mit etwas Öl, Essig und einer kleinen Prise Salz zubereitet ist. Ferner dürfen Sie einen Teller gekochten Reis oder Reissuppe essen, beides jedoch bitte ohne Salz und andere Gewürze. Bis zum Abendessen bitte wieder keine Flüssigkeit trinken.

**Abendessen zwischen 17 und 19 Uhr**

Einen halben Liter frisch aufgebrühten Pu-Erh-Tee trinken. Einen Joghurt natur, dazu eine Scheibe Knäckebrot und einen Obstteller (Menge wie beim Frühstück, doch zur Abwechslung andere Früchte) essen.

Vor jedem Schlafengehen wie morgens den Mund mit Pu-Erh-Tee spülen und gurgeln.

## Erfahrungsberichte mit Pu-Erh-Tee aus Europa

*Welche erstaunlichen gesundheitlichen Erfolge durch Pu-Erh-Tee erzielt werden können, belegen die nachfolgenden Erfahrungsberichte.*

Welche positiven Erfahrungen Europäer mit Pu-Erh-Tee gemacht haben, sollen einige Beispielfälle am Ende dieses Buches belegen. Es sind Ausschnitte aus Originalbriefen, die an den Autor dieses Buchs oder, in wenigen Fällen, an eine Handelsfirma, die Pu-Erh-Tee vertreibt, geschrieben wurden. All diese Berichte sprechen für sich selbst; aus Gründen des Datenschutzes wurden die Namen weggelassen oder nur die Vornamen genannt.

### Fall 1

»Mit der Wirkung des Pu-Erh-Tees haben Sie weiß Gott nicht übertrieben – er hat wirklich sämtliche Erwartungen übertroffen. Wie ich Ihnen mitteilte, schleppte ich seit der Geburt meiner Tochter 24 Kilo Übergewicht mit mir herum. Dieses konnte ich durch intensives Fasten, Gymnastik, Mentalarbeit usw. um fünf Kilo reduzieren. Mehr schaffte ich nicht, auch wenn ich täglich nur drei trockene Brötchen zu essen bekam. Es war zum Verzweifeln. Als ich den Pu-Erh-Tee erhielt, wog ich noch 73 Kilo. Heute, etwa einen Monat später: 61,5 Kilo! Ich kann das kaum glauben. Von meinem Idealgewicht bin ich nur noch sieben Kilo entfernt. Auch meine 75jährige Mutter weiß mittlerweile nur Gutes über den Tee zu berichten. Ihr allgemeines Wohlbefinden hat sich verbessert, der Heißhunger hat nachgelassen. Kaffee schmeckt auf einmal bitter und beschränkt sich mittlerweile auf zwei Tassen am Tag. Viele Freunde und Bekannte wollen wissen, wie ich das geschafft habe mit meinem sensationellen Gewichtsverlust. Ich habe diesen Leuten Pu-Erh-Tee empfohlen.«

## Fall 2

*Dass eine Diät nicht zwangsläufig mit vielen Entbehrungen verbunden sein muss, geht aus dem nebenstehenden Brief hervor.*

»Wir, das sind mein Mann Hans-Dieter, 41 Jahre, gelernter Heizungsinstallateur und seit 1994 in diesem Bereich selbständig, und ich, Maritta, 40 Jahre, gelernte medizinisch-technische Assistentin und seit 1994 im Geschäft meines Mannes als Büroangestellte tätig, haben Ihren Pu-Erh-Tee ausprobiert. Da sich mein Mann schon längere Zeit mit seinem Übergewicht herumärgerte und ich als Ehefrau das Übrige dazu tat, beschloss er, nun doch den beschwerlichen Weg zu gehen und gegen die Pfunde anzukämpfen. Durch eine Bekannte hatten wir von Ihnen erfahren und bei Ihnen den Tee bestellt. Ich kochte jeden Tag diesen Tee, den mein Mann über den Tag verteilt trank. Da man den Tee mehrmals aufbrühen kann, ist er ja recht sparsam. Gekoppelt mit einer vernünftigen Ernährung (ein kleines Frühstück, ausgewogenes Mittagessen und Salat, eventuell mit einer Kleinigkeit dazu) hat mein Mann in vier Monaten mehr als 15 Kilogramm an Gewicht verloren. Sein Ausgangsgewicht betrug 96, sein Endgewicht 80 Kilogramm. Ich möchte noch einmal betonen, dass er keine Diät gemacht, sondern einfach weniger und ausgewogener gegessen hat. Er hat auch mal ein Bier getrunken oder Schokolade genascht, den Tee aber hat er täglich getrunken. Auch ich trinke jetzt diesen Tee.«

## Fall 3

*Sollte der Darm streiken, hat sich der Einsatz von Pu-Erh-Tee in vielen Fällen bewährt.*

»Seit 20 Jahren litt ich an chronischer Verstopfung. Ich habe alles probiert, selbst Medikamente, doch nichts half. Es war schrecklich. Durch Zufall las ich vom Tee der Kaiser, den ich voller Hoffnung bestellte. Und siehe da: Der Erfolg ließ nicht auf sich warten. Seitdem ich regelmäßig diesen wunderbaren Tee zu mir nehme, habe ich keine Verdauungsprobleme mehr. Ich fühle mich viel jünger, bin gesünder und wieder so richtig fit. Das ist allein auf diesen Tee zurückzuführen, denn ich habe seitdem keine Medikamente mehr genommen.«

## Fall 4

»Dank Pu-Erh-Tee sind meine Darmpilze weg. Ich habe wie durch ein Wunder auf einmal keine Naschanfälle mehr. Es kam schon vor, dass ich ein, zwei Tafeln Schokolade voller Heißhunger aß, hinterher hatte ich immer ein furchtbar schlechtes Gewissen. Ich bin durch diesen Tee ein ausgeglichener Mensch geworden, und ich habe neun Kilo in zwei Monaten abgenommen.«

## Fall 5

»Durch Pu-Erh-Tee habe ich heute das Idealgewicht von 72 Kilogramm. Er stärkt nicht nur das Immunsystem, sondern das Wohlbefinden allgemein. Meine Frau und ich können uns gar nicht mehr vorstellen, ohne diesen Tee zu leben.«

***Auch wenn der qualitativ hochwertigere Pu-Erh-Tee recht teuer ist, kann es sich um der besseren Wirkung willen durchaus lohnen, ihn zu nehmen.***

## Fall 6

»Seit genau einem Jahr trinke ich Pu-Erh-Tee der besten Qualität, also Klasse 1, nachdem ich bei billigeren Sorten keinerlei Wirkung feststellen konnte. Das war hinausgeworfenes Geld, und der Tee schmeckte auch noch scheußlich. In diesem Jahr habe ich mit dem guten Pu-Erh-Tee 15 Kilogramm abgenommen, ein Ziel, das ich immer hatte, aber nie erreicht habe. Und was habe ich alles für Diäten ausprobiert! Hollywood-Diät, Trenn-Diät, Null-Diät, alles mögliche. Kurzfristig halfen sie ja, aber auf Dauer gar nicht. Seitdem ich diesen wunderbaren Pu-Erh-Tee trinke, habe ich keinen Heißhunger mehr, fühle mich rundherum wohl, bin gesund und halte mein Idealgewicht.«

## Fall 7

»Habe vier Kilo abgenommen, nicht viel, aber dafür kann ich jetzt erstmals wieder seit vielen Jahren nachts durchschlafen. Sogar ein Mittagsschläfchen gelingt mir jetzt, und das bedeutet mir noch viel mehr als die Gewichtsabnahme.«

*Die ganzheitliche Wirkung des Pu-Erh-Tees zeigt sich beispielsweise, wenn er bei Schlafstörungen regulierend wirkt.*

## Fall 8

»Seit zwei Monaten trinken mein Mann und ich Pu-Erh-Tee. Mein Mann schläft nach vielen Jahren endlich wieder durch, und ich habe, ganz leicht und wunderbar sechs Kilo abgenommen.«

## Fall 9

»Ich hatte nur geringes Übergewicht, so vier Kilo. Trotzdem habe ich drei Kilo in acht Wochen abgenommen. Das Faszinierende an diesem Tee ist aber, dass ich, seit ich ihn trinke, innerlich sehr ausgeglichen und total zufrieden bin.«

## Fall 10

Talkmasterin Ilona Christen im Kölner »Express« auf die Frage, ob sie zur Erhaltung ihrer Figur Hilfsmittel nehme: »Pu-Erh-Tee. Der regt den Stoffwechsel an. Man trinkt am Tag so viel man kann. Man wird schöner und schlanker, die Haut wird besser, die Haare glänzender, die Nägel länger. Es passieren die tollsten Sachen mit diesem Tee…«

*Viele persönliche Erfahrungen bei der Anwendung des Pu-Erh-Tees zeigen die außergewöhnlichen Wirkungen dieses einzigartigen Tees.*

## Fall 11

Barbara Woinke, Reporterin der Berliner Zeitung, in einem Bericht über Pu-Erh-Tee: »Seit Wochen schwärmen Freunde, Pu-Erh-Tee soll schlank machen, den Cholesterinspiegel senken, Alkohol abbauen, gute Laune machen. Ich war misstrauisch. Bis ich einem Kollegen begegnete, der in zwei Monaten mit dem Tee 15 Kilogramm abgenommen hatte. Jetzt siegte die Neugier. Der Tee musste her! Erste Überraschung: Ich hatte tatsächlich weniger Hunger. Konnte abends locker aufs Essen verzichten, hatte keine Lust mehr auf Süßes. Nach einer Woche waren zwei Kilo weg. Ohne Quälerei, ohne strikte Diät und vor allem: ohne schlechte Laune. Gestern waren vier Wochen um. Meine Waage zeigt fünf Kilo weniger. Meine Lieblingshose ist beim Schneider zum Engermachen. Meine Freunde wundern sich, warum mich nichts mehr aus der Ruhe bringt. Und mein Freund hat jetzt keine Ausrede mehr, mich nicht auf Händen zu tragen.«

## Bezugsquellen von Pu-Erh-Tee

### Deutschland

Armitron Handels-GmbH & Co. KG
Exklusive Importe aus China
Postfach 1222
D–82324 Tutzing
Tel.: (+49) 08158/6014
Fax: (+49) 08158/6237
E-Mail:versand@armitron.de
Internet: http://www.armitron.de

### Österreich

Heissenberger Tee und Kaffee Vertriebsgesellschaft mbH
Hauptplatz 6
A–8010 Graz
Tel.: (+43) 0316/822655
Fax: (+43) 0316/82265517
E-Mail: heissenberger@magnet.at
Internet: e-coffeetea.com

*Beim Kauf von Pu-Erh-Tee sollte man ganz besonders auf die Qualität achten. Am besten wenden Sie sich an einen seriösen Hersteller, der Sie zudem beraten kann.*

### Schweiz

ECI GmbH
Exclusive China Importe
Hauptstraße 11
CH–4132 Muttenz 1
Tel.: (+41) 061/4619797
Fax: (+41) 061/4619795

## Kostenlose Beratung und Informationen zum Pu-Erh-Tee

Naturheilpraxis Teichmann
Alpenstraße 11 a
D–86932 Pürgen/Landsberg
Tel./ Fax: (+49) 08196/999498

## Über den Autor

*Dr. Li Wu* ist Doktor der Traditionellen Chinesischen Medizin. Seine außergewöhnliche Begabung wurde schon früh erkannt und verhalf ihm zu einer Ausbildung am weltberühmten Shaolin-Kloster in der chinesischen Provinz Henan, die er dann später mit einem Medizinstudium an der Universität Peking fortsetzte. In Deutschland ist Dr. Li Wu als Heilpraktiker zugelassen und betreibt eine Naturheilpraxis in München. Aufgrund seiner erstaunlichen Erfolge suchen Patienten aus ganz Deutschland Rat und Hilfe bei ihm.

Übersetzungen chinesischer Textstellen von Nelly Ma und Susanne Hornfeck
Wissenschaftliche Mitarbeit: Hua Qingkun, Wang Guorong, Apotheker Jürgen Klitzner
Wissenschaftliche Beratung: Prof. Dr. Li Yongkang

## Haftungsausschluss

Die Inhalte dieses Buches sind sorgfältig recherchiert und erarbeitet worden. Dennoch können weder der Autor noch der Verlag für die Angaben in diesem Buch eine Haftung übernehmen.

## Bildquellenverzeichnis

Archiv für Kunst und Geschichte GmbH, Berlin: 32; Bildarchiv preußischer Kulturbesitz, Berlin: 14; FOOD Archiv, München (Fischer): 90, 92, 95, 98, 102; Image Bank Bildagentur GmbH, München: 5/71 (van Petten), 47 (Kohen), 68 (Tcherevkoff), 74 (Jorez), 75 (Gilbert), 103 (Crocker); Jump, Hamburg: 7/89 (Sandkühler), 43 (Vey); Uli Mayer, München: 4, 9, 23, 26, 70; Dominik Parzinger, München: 87; Hans Reinhard, Heiligkreuzsteinach: 2, 20, 50, 55, 79; aus: Scenery of Yunnan, Peking: 11; Zhongdian Shangri-La/My favorite place in Yunnan, Peking: 10, 19, 42, 54; Tony Stone Associates GmbH, München: 36 (Hanover); zefa visual media gmbh, Frankfurt: 64 (Liepe).
Titelbild: Jens Kron, Augsburg
Umschlagrückseite: Tony Stone Associates GmbH, München: Panchout

## Literatur

*Au, Franziska von:* Das große Buch der Heiltees. Verlagshaus Goethestraße. München 1997
*Oppliger, Peter/Zeller, Georges:* Heiltees, die wirklich helfen. Midena Verlag im Weltbild Verlag. Augsburg 1997
*Selius, Christine:* Neue Heiltees. Verlagshaus Goethestraße. München, 1998
*Weihofen, Jürgen:* Pu-Erh. Sanoform-Verlag. Troisdorf 1999
*Yongkang, Prof. Dr. Li:* Heilen mit Chinatees. Midena Verlag im Weltbild Verlag. Augsburg 1997

## Impressum



Midena Verlag


Idee und Konzeption: Ernst Schnarrenberger Kommunikation, Tutzing
Redaktion: Martin Stiefenhofer
Bildredaktion: Susanne Allende
Umschlag: Ute Dissmann, München
Layout: Fischer's DTP-Studio, München
DTP/Satz: Dirk Risch, München · Berlin
Reproduktion: Uhl & Massopust GmbH, Aalen
Druck und Bindung: Offizin Andersen Nexö – ein Betrieb der INTERDRUCK Graphischer Großbetrieb GmbH, Leipzig

Gedruckt auf chlorfrei gebleichtem Papier

Printed in Germany

ISBN 3-310-00626-3

# Register